Gurfateh Singh

Papel dos fibratos nos potenciais anulados do pré-condicionamento isquémico

Gurfateh Singh

Papel dos fibratos nos potenciais anulados do pré-condicionamento isquémico

ScienciaScripts

Imprint
Any brand names and product names mentioned in this book are subject to trademark, brand or patent protection and are trademarks or registered trademarks of their respective holders. The use of brand names, product names, common names, trade names, product descriptions etc. even without a particular marking in this work is in no way to be construed to mean that such names may be regarded as unrestricted in respect of trademark and brand protection legislation and could thus be used by anyone.

Cover image: www.ingimage.com

This book is a translation from the original published under ISBN 978-620-2-30327-9.

Publisher:
Sciencia Scripts
is a trademark of
Dodo Books Indian Ocean Ltd. and OmniScriptum S.R.L publishing group

120 High Road, East Finchley, London, N2 9ED, United Kingdom
Str. Armeneasca 28/1, office 1, Chisinau MD-2012, Republic of Moldova, Europe
Managing Directors: Ieva Konstantinova, Victoria Ursu
info@omniscriptum.com

Printed at: see last page
ISBN: 978-620-8-58414-6

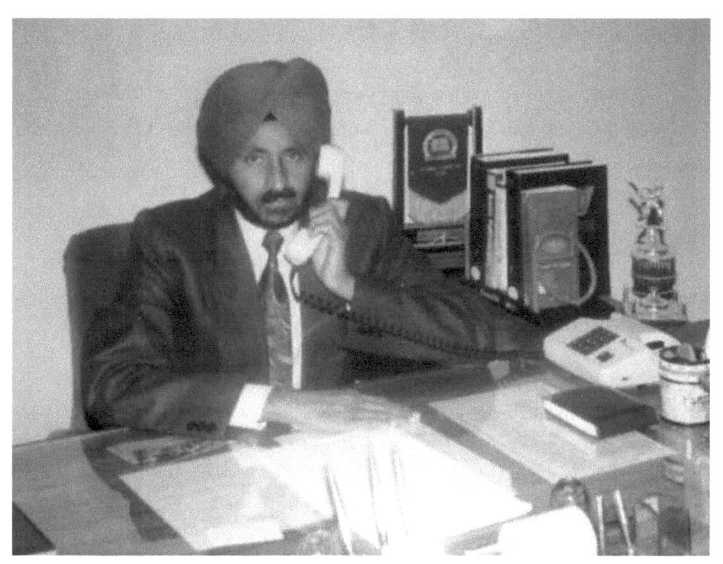

Dedicado ao falecido Prof. Manjeet Singh
Meu Mentor e Guia

AGRADECIMENTOS

Este livro baseia-se no possível papel dos Fibratos na atenuação dos efeitos cardioprotectores do pré-condicionamento isquémico (Intervenção Cardiovascular) em condições experimentais hiperlipidémicas.

Agradeço vivamente ao editor e à equipa da Scholars' Press, Alemanha, pela boa apresentação deste livro de investigação.

Antes de mais, agradeço a Deus Todo-Poderoso, cuja misericórdia me permitiu chegar até aqui. É pela graça de Deus que hoje estou a compilar o meu livro de investigação. Isto é possível pela graça de Baba Brahm Das je e dos meus pais.

A perplexidade assombra-me ao escrever o meu sagaz sentimento de gratidão e admiração para com os meus mentores (já falecidos) ***Dr. Manjeet Singh, Prof. P.L. Sharma, Prof. Razia Khanam, Mestre Sarbarinder Singh Sugga*** *pela sua orientação esclarecedora, apoio inabalável, perseverança incrível e afeto generoso que me deram desde a conceção até à conclusão do meu trabalho.*

Não tenho palavras para exprimir o que sinto pelo meu querido amigo ***Dr. Ankur Rohilla*** *e pelo Dr. Jitender Singh, que me ajudam sempre que necessário.*

Este trabalho não teria sido possível sem o apoio e a ajuda generosa dos meus amigos ***Dr. Rohit*** *Goyal* ***e Dr. Kulwinder Singh Sidhu.***

*Agradeço profundamente à minha adorável esposa****, Dra. Devinder Kaur,*** *que me deu um valioso apoio e sugestões para a realização deste trabalho. Estou-lhe muito grato pela realização deste trabalho.*

Dr. Gurfateh Singh

O trabalho de investigação contido no livro pertence à minha tese de doutoramento apresentada ao NIMS

Universidade de Rajasthan, Índia em 2014

Prefácio

Este livro representa o culminar de um trabalho e de uma aprendizagem que teve lugar durante um período de quatro anos. O trabalho inicial centrou-se no desenvolvimento de novas ideias com base no estudo da literatura, em simultâneo com as nossas competências e conhecimentos. Foi atingida uma massa crítica quando decidimos os objectivos a trabalhar, o que acabou por ser mais fácil de dizer do que de fazer, levando um ano a alcançar, e é com este conjunto de dados que este livro realmente começa. O trabalho primário baseou-se na análise dos efeitos do pré-condicionamento isquémico (PCI), um fenómeno cardioprotector, em condições patológicas de hiperlipidemia, e é o trabalho que fornece o tema central e o conteúdo em torno do qual o livro foi construído. O livro foi dividido em três fases; a primeira é o efeito do PCI no coração normal de ratos submetidos a isquemia reperfusão do miocárdio, a segunda é o efeito do PCI no coração de ratos hiperlipidémicos e a terceira são os possíveis efeitos dos Fibratos com PCI no coração de ratos hiperlipidémicos.

A hiperlipidemia (Hpl) possui um importante fator de risco para a doença cardíaca isquémica (IHD), ou seja, doença coronária. Assim, pode sugerir-se que a regulação negativa do PPAR-α pode estar associada à disfunção cardíaca no coração de ratos hiperlipidémicos sujeitos a I/R. Observou-se que a CIP reduziu a lesão miocárdica induzida por I/R no coração normal de ratos. No entanto, o efeito cardioprotector da CIP foi insignificante no coração de ratos hiperlipidémicos. Assim, sugere-se fortemente que o elevado grau de stress oxidativo desenvolvido no coração de ratos hiperlipidémicos pode ser responsável pelo efeito paradoxal observado da CIP.

O fenofibrato e o clofibrato restauraram o efeito cardioprotector da CIP no coração de ratos hiperlipidémicos, podendo sugerir-se que a ativação mediada pelo PPAR-α em corações de ratos hiperlipidémicos pode ser responsável pela restauração do potencial cardioprotector da CIP.

Este estudo relata pela primeira vez que o Clofibrato e o Fenofibrato têm um papel significativo na restauração dos efeitos cardioprotectores anulados do PCI no coração de ratos hiperlipidémicos. Assim, pode se postular que os agonistas selectivos do PPAR-α podem ser os potenciais candidatos para fornecer pré-condicionamento farmacológico em pacientes hiperlipidémicos, a fim de proporcionar cardioprotecção.

O PPAR-α sugere que, durante a condição hiperlipidémica, pode haver uma regulação negativa da sinalização PPAR-α que, consequentemente, produziu um elevado grau de stress oxidativo, que pode ser responsável pela abolição dos potenciais cardioprotectores da CIP contra a lesão miocárdica induzida por I/R no coração de ratos hiperlipidémicos.

Os resultados apresentados no livro fornecem uma abordagem única e inovadora para a utilização de fibratos com IPC nos doentes que apresentam uma condição patológica como a hiperlipidemia.

Dr. Gurfateh Singh

Farmacologista

D.Ph., M. Pharm., Ph.D., Faculdade de Ciências Farmacêuticas da Universidade FPBAS, Universidade Rayat Bahra,

SAS Nagar, Punjab, Índia

Correio eletrónico: dr_sugga@yahoo.co.in

ÍNDICE

ABREVIATURAS E ACRÓNIMOS

Abs	:	Absorbance
ADP	:	Adenosine diphosphate
Akt	:	Protein Kinase B
AMP	:	Adenosine Monophosphate
ANOVA	:	Analysis of Variance
apo-B	:	Apolipoprotein-B
ATP	:	Adenosine Tri phosphate
BECAIT	:	Bezafibrate Coronary Atherosclerosis Intervention Trial
BH4	:	Tetrahydrobiopterin
BIP	:	Bezafibrate Infarction Prevention
Bu'OOH	:	t-Butyl Hydroperoxide
BW	:	Body Weight
CAM-1	:	Cell adhesion molecule-1
CD40	:	Cluster of Differentiation 40
CHD	:	Coronary Heart Disease
CHE	:	Cholesterol Ester
CHL	:	Cholesterol
CHOD	:	*Cholesterol* oxidase
CIT	:	Cholesterol Intervention Trial
CK	:	Creatine Kinase
CK-B	:	Creatine Kinase, Brain
CK-M	:	Creatine Kinase, Muscle
CK-MB	:	Creatine Kinase-Myocardial Band
CK-MM	:	Creatine Kinase, Myocardial Muscle
COX	:	Cyclooxygenase
CRP	:	C-Reactive Protein
CVDs	:	Cardio Vascular Diseases
DAG	:	Diacylglycerol
DAIS	:	Diabetes Atherosclerosis Intervention Study
DOCA	:	Deoxycorticosterone Acetate
DTNB	:	5,5'-dithiobis (2-nitrobenzoic acid)
DTPA	:	Di-Ethylene Triamine Penta Acetic Acid
eNOS	:	Endothelial Nitric Oxide Synthase
ERK	:	Extracellular-signal-regulated kinase
ET-1	:	Endothelin-1
FAN	:	Factor Associated with Neutral Sphingomyelinae
Feno	:	Fenofibrate
FIELD	:	Fenofibrate Intervention and Event Lowering in Diabetes
GK	:	Glycerol Kinase
GPO	:	Glycerol-3-phosphate oxidase
GSH	:	Reduced Glutathione
GSK-3β	:	Glycogen Synthase Kinase-3-Beta
H_2O_2	:	Hydrogen Peroxide
HDL	:	High Density Lipoprotein
HHS	:	Helsinki Heart Study
HIF-1	:	Hypoxia-Inducible Factor-1
HMG-CoA	:	3-hydroxy-3-methyl-glutaryl-CoA
Hpl	:	Hyperlipidemia
HSPs	:	Heat Shock Protein
i.p	:	Intraperitoneal
I/R	:	Ischemia/Reperfusion
I	:	Global Ischemia
ICAM-1	:	Intercellular Cell Adhesion Molecule-1
IL-1	:	Interleukin-1
IL-6	:	Interleukin-6
iNOS	:	Inducible Nitric Oxide Synthase
IP3	:	Inositol trisphosphate
IPC	:	Ischemic Preconditioning
JAK/STAT	:	Janus Kinase/Signal Transducer and Activator of transcription

JNK	:	C-Jun-N-Terminal Kinase
K_{ATP}	:	Mitochondrial ATP Sensitive K^+ Channel
K–H Solution	:	Kreb's Henseleit Solution
LCAT	:	Lecithin Cholesterol Acyltranferase
LDH	:	Lactate Dehydrogenase
LOCAT	:	Lopid Coronary Angio-graphy Trial
LPL	:	Lipoprotein Lipase
LVW	:	Left Ventricular Weight
MAPK	:	Mitogen Activated Protein Kinase
MEK1/2	:	Mitogen-activated Protein (Extracellular) Kinase Kinase
mito KATP	:	Mitochondrial ATP-Sensitive K^+ Channels
MMP-2	:	Metalloproteinase-2
mPTP	:	Mitochondrial Permeability Transition Pore
NAD	:	*Nicotinamide adenine dinucleotide*
NADH	:	*Nicotinamide adenine dinucleotide* dehydrogenase
NADPH	:	Nicotinamide Adenine Dinucleotide Phosphate
NaOH	:	Sodium Hydroxide
NBT	:	Nitroblutetrazolium
NCEP	:	National Cholesterol Education Program
NFATc	:	Nuclear Factor of Activated T-Cells
NF-kB	:	Nuclear Factor- kappa-B
NO	:	Nitric Oxide
NOS	:	Nitric Oxide Synthetase
O_2^-	:	Superoxide Anions
OH^-	:	Hydroxyl Radicals
$ONOO^-$	:	Peroxynitrite
P	:	Perfusion
PAI-1	:	Plasminogen activator inhibitor-1
PARG	:	Poly ADP-Ribose Glycohydrolase
PARP	:	Poly (ADP-ribose) Polymerase
PDK	:	Phosphodiesterase Kinase
PECAM	:	Platelet Endothelial Cell Adhesion Molecule
PGE_2	:	Prostaglandin E_2
PGI_2	:	Prostaglandin I_2
PI3K	:	Phosphatidylinositol-3-Kinase
PKB	:	Protein kinase B
PKC	:	Protein Kinase C
PKG	:	Protein Kinase G
PLC	:	Phospholipase C
PPARs	:	Peroxisome Proliferator Activated-Receptors
PPRE	:	Peroxisome Proliferator Respons Elements
R	:	Reperfusion
ROS	:	Reactive Oxygen Species
RXR	:	Retinoid X Receptor
S.D	:	Standard Deviation
S	:	Stablization
SDS	:	Sodium Dodecyl Sulphate
Smac/DIABLO	:	Second mitochondria-derived activator of caspase/direct inhibitor of apoptosis-binding protein with low pI
TAC	:	Transverse Aortic Constriction
TBARS	:	Thiobarbituric Acid Reactive Substance
TC	:	Total Cholesterol
TG	:	Triglyceride
TGF- α	:	*Transforming growth factor alpha*
TNF-α	:	Tumor Necrosis Factor- α
TTC	:	Triphenyltetrazolium Chloride
VA-HIT	:	Veterans Affairs High-Density Lipoprotein
VCAM-1	:	Vascular Cell Adhesion Molecule-1
VLDL	:	Very Low Density Lipoprotein
VSMC	:	Vascular Smooth Muscle Cell

Capítulo 1

Introdução

A doença arterial coronária é a principal causa de morbilidade e mortalidade e a sua prevalência está a aumentar continuamente em todo o mundo (Gross e Gross, 2007; Gorudko et al., 2012). A isquemia miocárdica é uma condição em que o tecido cardíaco recebe um fluxo sanguíneo inadequado, seguido de um fornecimento inadequado de oxigénio e nutrientes. A restauração do fluxo sanguíneo coronário para um miocárdio isquémico é obrigatória para evitar o dano miocárdico. No entanto, a reperfusão do miocárdio previamente isquémico é frequentemente seguida de alterações prejudiciais nos tecidos do miocárdio, sendo conhecida como lesão de isquemia-reperfusão (I/R) (Dobsak et al., 2003; Balakumar et al., 2008a; Linkermann et al., 2013). Breves episódios de isquemia e reperfusão tornam o coração mais tolerante à isquemia e reperfusão sustentadas subsequentes, conhecidas como pré-condicionamento isquémico (IPC) (Murry et al., 1986). Observou-se que o PCI reduz a lesão miocárdica induzida por I/R, diminuindo o stress oxidativo (Hausenloy et al., 2003), limitando o tamanho do enfarte do miocárdio (Murry et al., 1986; Vinten-Johansen et al., 2007; Andersen et al, 2012), diminuindo a acumulação de neutrófilos polimorfos (PMN) (Nakamura et al, 2000; Hausenloy, 2013), preservando a função endotelial coronária (Defily e Chilian, 1993; Bouchard et al., 1998; Li e Jin, 2012) e inibindo a apoptose e a necrose (Nakamura et al., 2000; Fryer et al., 2001; Iliodromitis et al., 2007; Hausenloy, 2013).

Os vários mecanismos envolvidos nos potenciais cardioprotectores da CIP incluem a ativação da via fosfatidilinositol-3-quinase (PI3K)/Akt (Hausenloy e Yellon, 2006; Hausenloy e Yellon, 2007; Hausenloy, 2013), a geração de óxido nítrico (NO) (Tong et al., 2000; Angeloni et al, 2011), ativação dos canais K mitocondriais sensíveis ao ATP (canais mito KATP) (Oldenburg et al., 2002) e fecho do poro de transição da permeabilidade mitocondrial (mPTP) (Hausenloy et al., 2002; Javadov et al., 2003; Tsang et al., 2004; Angeloni et al., 2011). No entanto, o efeito cardioprotector e limitador do tamanho do enfarte da CIP foi abolido em algumas condições patológicas, como a diabetes (Kersten et al., 2000; Ishihara et al., 2001; Balakumar et al., 2009a; Hausenloy, 2013), a insuficiência cardíaca (Ferdinandy et al, 1998a; Ferdinandy, 2003; Balakumar et al., 2009b; Pedersen et al., 2012), hiperlipidemia (Ungi et al., 2005; Giricz et al., 2006; Balakumar et al., 2009c; Balakumar e Babbar, 2012), envelhecimento (Ebrahim et al., 2007; Balakumar et al., 2009a;

Bilinska et al., 2011) e hipertensão (Ebrahim et al., 2007; Balakumar et al., 2009a; Avraamidou et al., 2012). Embora o pré-condicionamento isquémico confira uma cardioprotecção notável, existem controvérsias quanto ao efeito cardioprotector do pré-condicionamento isquémico durante a hiperlipidemia (Ferdinandy et al., 1998b; Ferdinandy et al., 2003; Balakumar e Babbar, 2012).

A hiperlipidemia influencia a gravidade da isquémia do miocárdio e da lesão induzida pela reperfusão e interfere com o efeito cardioprotector do pré-condicionamento isquémico (Ferdinandy et al., 2003; Yadav et al., 2010). Além disso, a hiperlipidemia representa um importante fator de risco para a doença coronária (Okrainec et al., 2004; Balakumar e Babbar, 2012). O mecanismo pelo qual a hiperlipidemia influencia o efeito cardioprotector do pré-condicionamento isquémico não é conhecido com precisão. A diminuição da concentração de NO no miocárdio (Hoshida et al., 1996; Samant et al., 2012), a inibição da tetrahidrobiopterina miocárdica (Tang et al., 2005; Balakumar e Babbar, 2012), a geração excessiva de ERO como o anião superóxido e o radical peroxinitrito (Szilvassy et al, 2001; Onody et al., 2003; Puskas et al., 2004; Giricz et al., 2006; Csont et al., 2007; Tonini et al., 2013), ativação reforçada da caspase-3 apoptótica (Wang et al., 2002; Gong et al, 2012), ativação prejudicada dos canais KATP do mito (Katakam et al., 2007), diminuição da ecto-5'-nucleotidase (Ueda et al., 1999), inibição da metaloproteinase-2 da matriz do miocárdio (Giricz et al., 2006), atenuação da expressão de Hsp70 (Csont et al, 2002; Balakumar e Babbar, 2012), e a acumulação de colesterol nas membranas sarcolemal e mitocondrial (Onody et al., 2003; Puskas et al., 2004) podem atenuar o efeito cardioprotector do pré-condicionamento isquémico na hiperlipidemia. Os mecanismos envolvidos na atenuação do efeito cardioprotector do PCI no coração do rato hiperlipidémico não são conhecidos. O coração do rato hiperlipidémico produz um elevado grau de stress oxidativo na reperfusão quando comparado com o coração do rato normal submetido a I/R. Assim, acredita-se que os mecanismos de sinalização activados pelo elevado grau de stress oxidativo possam ter um papel prejudicial na atenuação do efeito cardioprotector da PCI no coração do rato hiperlipidémico.

Os fibratos são agonistas sintéticos do recetor ativado por proliferador de peroxissoma-α (PPARα), uma subfamília da superfamília de receptores nucleares naturalmente activada por ligandos como os ácidos gordos livres e os eicosanóides (Mandard et al., 2004; Lalloyer et al., 2011). O PPARα é expresso no fígado e em tecidos com metabolismo altamente ativo dos ácidos gordos, como o coração, o rim, o endotélio e o músculo liso vascular. Os fibratos têm sido utilizados clinicamente como agentes hipolipidémicos há várias décadas. Mais recentemente, foram registados efeitos benéficos na função cardiovascular (Bishop-Bailey, 2000; Newaz et al., 2005; Tenenbaum et al., 2012).

Foi referido que o clofibrato, um ativador PPARα, aumenta o conteúdo de glutatião reduzido e diminui a atividade da glutatião-S- transferase (Vasily et al., 1987; Yakubu et al., 2010). Foi demonstrado que o tratamento com clofibrato diminuiu os níveis de Fe/ADP-ascorbato, bem como a peroxidação lipídica induzida por hidroperóxido de t-butilo (Bu'OOH) (Antonenkov et al., 1988; Ibarra-Lara et al., 2012). Além disso, os efeitos cardioprotectores da ativação do PPAR-α induzida pelo clofibrato incluem a maior produção de óxido nítrico endotelial (eNOS) (Diep et al., 2004; Yakubu et al., 2010; Ibarra-Lara et al., 2012). Além disso, a ativação do PPAR-alfa pelo clofibrato proporcionou cardioprotecção por um mecanismo que envolve a produção de NO e a inibição da atividade da NADPH oxidase (Newaz et al., 2005; Yakubu et al., 2010; Ibarra-Lara et al., 2012). Foi demonstrado que o tratamento com clofibrato inibe as actividades da superóxido dismutase e da glutationa peroxidase, o que explica o seu efeito antioxidante (Bogdanska et al., 2007). Além disso, o clofibrato mostrou cardioprotecção num modelo de hipertensão, aumentando a libertação de NO (Ibarra-Lara et al., 2010).

O fenofibrato, um ativador do PPAR-α, é um agente hipolipidémico bem conhecido e é geralmente utilizado para tratar a hipertrigliceridemia, a hiperlipidemia e a dislipidemia mista (Hottelart et al., 2002; Koh et al., 2004; Zambon e Cusi, 2007; Wang et al., 2013). É importante notar que o fenofibrato regula positivamente a expressão da eNOS e possui propriedades antioxidantes (Goya et al., 2004; Becker et al., 2012). A redução da produção de óxido nítrico e o aumento do stress oxidativo na parede dos vasos conduzem frequentemente à disfunção endotelial vascular (Balakumar et al., 2008b). O fenofibrato melhorou o endotélio e a vasodilatação mediada pelo óxido nítrico na aorta. Os autores deste estudo sugeriram que o fenofibrato exerceu um efeito cardioprotector contra a isquemia e melhorou a resposta mediada pelo óxido nítrico, provavelmente através do aumento da capacidade antioxidante da parede do vaso (Tabernero et al., 2002; Becker et al., 2012).

O fenofibrato mostrou um efeito protetor ao diminuir os níveis plasmáticos de malondialdeído e de proteína C-reactiva (Koh et al., 2006). A administração de fenofibrato atenuou significativamente o desenvolvimento do stress oxidativo e da inflamação vascular (De Ciuceis et al., 2007; Walker et al., 2012). Foi demonstrado que o fenofibrato reduz o stress oxidativo, melhora a integridade do endotélio vascular e aumenta a produção e a biodisponibilidade de NO (Balakumar et al., 2008b; Walker et al., 2012). A propriedade adicional do fenofibrato, como a ativação da eNOS e a produção de NO nos vasos e a consequente redução do stress oxidativo, tem desempenhado um papel fundamental na cardioprotecção (Diep et al., 2002; Goya et al., 2004; Koh et al., 2006; Becker et al., 2012).

Em suma, a revisão da literatura acima referida sugere fortemente o papel dos fibratos na modulação dos potenciais cardioprotectores da PCI no coração de ratos hiperlipidémicos. O presente estudo foi concebido para investigar o efeito do clofibrato e do fenofibrato na anulação do efeito cardioprotector da CIP no coração de ratos hiperlipidémicos.

Capítulo 2

Revisão da literatura

A isquemia é o estado em que o órgão fica privado de fluxo sanguíneo, seguido de um fornecimento inadequado de oxigénio e nutrientes. Embora o restabelecimento do fluxo sanguíneo num órgão isquémico seja essencial para evitar lesões celulares irreversíveis, a reperfusão per se pode aumentar a lesão tecidular para além da produzida apenas pela isquemia. A reperfusão do miocárdio previamente isquémico é frequentemente seguida de alterações prejudiciais nas artérias coronárias e nos tecidos do miocárdio, que acabam por resultar em disfunção cardíaca, conhecida como lesão de isquemia/reperfusão (I/R) (Dobsak et al., 2003; Balakumar et al., 2008c; Roberts et al., 2013). A lesão de I/R tem sido implicada na patologia da insuficiência vascular periférica (Muller et al., 2002; Roberts et al., 2013), angina (Verma et al., 2002), enfarte do miocárdio (McDonough et al., 1999; Perrelli et al., 2011) e acidente vascular cerebral (Oliver et al., 1990; Perrelli et al., 2011). Foi demonstrado que breves períodos intermitentes de isquemia seguidos de reperfusão num momento anterior à isquemia prolongada, conhecido como pré-condicionamento isquémico, ou imediatamente após um período de isquemia antes do início da reperfusão, conhecido como pós-condicionamento isquémico, reduzem a lesão miocárdica induzida por I/R (Murry et al., 1986; Zhao et al., 2003; Perrelli et al., 2011).

Lesão de isquemia/reperfusão: Fisiopatologia

As consequências importantes da reperfusão isquémica são a disfunção contrátil reversível, conhecida como atordoamento do miocárdio, e a perturbação do fluxo sanguíneo a nível microvascular, conhecida como não-refluxo, com obstrução por neutrófilos e vasoconstrição (Balakumar et al., 2008c; Talukder et al., 2013). O atordoamento do miocárdio é a disfunção contrátil do coração que persiste após a reperfusão, apesar da ausência de danos irreversíveis e da restauração do fluxo coronário normal ou quase normal (Bolli, 1990; Talukder et al., 2013). O comprometimento da síntese de fosfatos de alta energia, a alteração da resposta simpática, os danos na matriz de colagénio, a ativação de leucócitos, a sobrecarga transitória de cálcio, a diminuição da sensibilidade dos miofilamentos ao cálcio e a geração de radicais livres de oxigénio têm sido implicados na patogénese da disfunção contrátil prolongada no atordoamento miocárdico (Ferrari e Visioli, 1995; Talukder et al., 2013). O miocárdio isquémico reduz as suas necessidades metabólicas e tende a adotar-se para sobreviver com requisitos mínimos, reduzindo a sua própria contratilidade. Este estado é designado por miocárdio em hibernação, no qual, ao contrário do atordoamento do miocárdio, a contratilidade é restaurada imediatamente após o restabelecimento do fluxo sanguíneo. Os mecanismos responsáveis pelo desenvolvimento da hibernação miocárdica, na qual o coração reduz a função contrátil em proporção à redução do fluxo sanguíneo, ainda não foram identificados. A reatividade ao cálcio na hibernação experimental do miocárdio foi reduzida e esta redução não foi relacionada com a diminuição da sensibilidade ao cálcio. Outro evento importante da reperfusão pós-isquémica prolongada é o fenómeno de não-refluxo, no qual não ocorre fluxo sanguíneo através dos vasos sanguíneos coronários devido ao aumento da adesão entre leucócitos e células endoteliais, à agregação de plaquetas e leucócitos, à acumulação de fluido intersticial e à perda de vasorelaxamento dependente do endotélio, que, em conjunto, resultam na obstrução mecânica do fluxo sanguíneo (Maxwell e Lip, 1997; Li et al., 2012). Os efeitos celulares e vasculares devidos à isquémia prolongada são apresentados na Fig. 1.

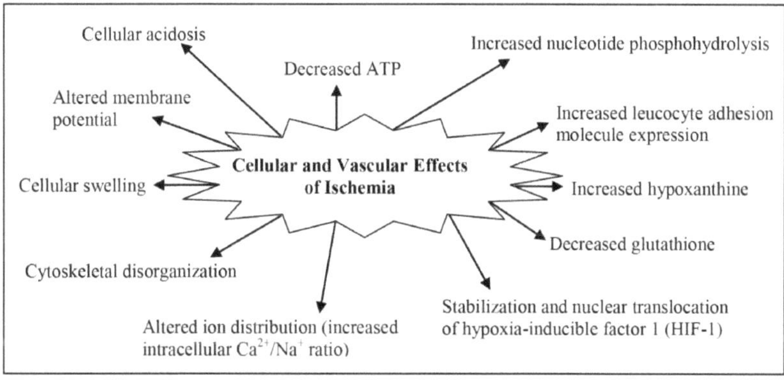

Figura 1: Efeitos celulares e vasculares da isquémia
ATP- adenosina trifosfato

A isquemia reduz a fosforilação oxidativa celular, diminuindo assim a síntese de fosfatos ricos em energia, o que altera a função da bomba iónica dependente de ATP da membrana. Esta alteração favorece a entrada de cálcio, sódio e água na célula, o que acaba por levar ao inchaço celular. A redução da fosforilação oxidativa mitocondrial resulta na perda da principal fonte de produção de ATP para o metabolismo energético. Um aumento compensatório da glicólise anaeróbica para a produção de ATP leva à acumulação de iões de hidrogénio e lactato, resultando em acidose intracelular (Buja, 2005; Wang et al., 2013). Além disso, a isquemia promove a expressão de genes pró-inflamatórios, moléculas de adesão leucocitária, endotelinas e tromboxano A2 (Maxwell e Lip, 1997; Carden e Granger, 2000; Kleinbongard et al., 2012), que, em conjunto, podem afetar a integridade do endotélio vascular coronário. Os leucócitos polimorfonucleares (PMNs) são mobilizados do espaço intravascular para o interstício durante a hipóxia, e essas respostas podem contribuir significativamente para o dano tecidual durante a reperfusão subsequente (Collard et al., 2002; Eltzschig et al., 2003; Hasegawa et al., 2011). A migração de PMNs através da barreira endotelial pode perturbar essas barreiras tecidulares e criar o potencial para a fuga de fluidos extravasculares e a formação de edema (Luscinskas et al., 2002; Hasegawa et al., 2011).

O catabolismo dos nucleótidos de adenina durante a isquemia leva à acumulação intracelular de hipoxantina, que subsequentemente gera espécies reactivas de oxigénio (ERO) após a reperfusão (Fig. 2). Durante a isquemia, o ATP celular é degradado para formar hipoxantina. Em condições normais, a hipoxantina é oxidada pela xantina desidrogenase em xantina, mas durante a isquemia, a xantina desidrogenase é convertida em xantina oxidase. Ao contrário da xantina desidrogenase, que utiliza nicotinamida adenina dinucleótido como substrato, a xantina oxidase utiliza oxigénio e, por conseguinte, durante a isquemia, é incapaz de catalisar a conversão de hipoxantina em xantina, resultando numa acumulação de níveis teciduais excessivos de hipoxantina (Rodrigo et al., 2013).

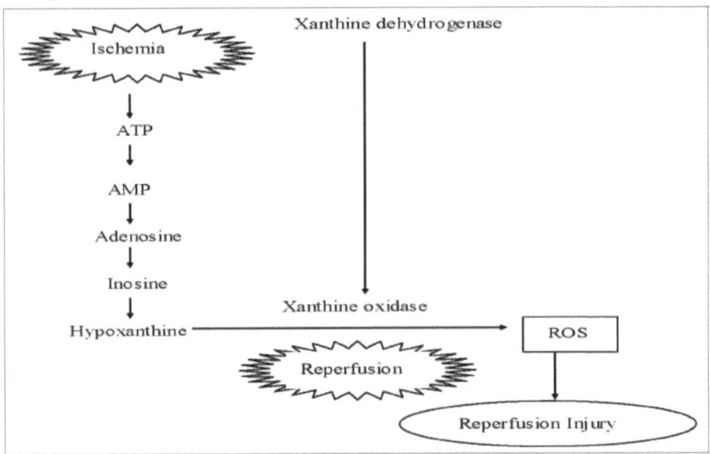

Figura 2: Formação de ROS na lesão de isquemia-reperfusão

ATP- adenosina trifosfato, AMP- adenosina monofosfato, ROS- espécies reactivas de oxigénio

Quando o oxigénio é reintroduzido durante a reperfusão, a conversão do excesso de hipoxantina pela xantina oxidase resulta na formação de ERO (Charles et al., 2001; Perrelli et al., 2011), incluindo aniões superóxido (O_2^-), radicais hidroxilo (OH^-), peróxido de hidrogénio (H_2O_2) e peroxinitrito ($ONOO^-$). As ROS danificam diretamente as membranas celulares através da peroxidação lipídica (Carden e Granger, 2000; Perrelli et al., 2011; Rodrigo et al., 2013). Além disso, os ERO estimulam a ativação e a quimiotaxia dos leucócitos através da ativação da fosfolipase A2 da membrana plasmática para formar ácido araquidónico, um precursor importante para a síntese de eicosanóides como o tromboxano A2 e o leucotrieno B4. Além disso, as ROS estimulam a expressão de moléculas de adesão leucocitária e de genes de citocinas através da ativação de factores de transcrição como o fator nuclear-κB (NF-kB) (Carden e Granger, 2000; Raedschelders et al., 2012; Robert, 2013). Múltiplos mecanismos têm sido postulados para a lesão tecidual mediada por leucócitos que ocorre após isquemia/reperfusão. Oclusão microvascular (Zoppo et al., 1991), aumento da permeabilidade vascular (Bjork et al., 1982; Raedschelders et al., 2012) e libertação de radicais livres de oxigénio (Fujita et al., 1996; Raedschelders et al, 2012), de enzimas citotóxicas (Weiss, 1989; Perrelli et al., 2011) e de citocinas inflamatórias (Chamoun et al., 2000; Raedschelders et al., 2012) que contribuem para a lesão tecidular induzida por leucócitos. Observou-se que a ativação de leucócitos induzida pela I/R liberta ROS, proteases e elastases, que resultam num aumento da permeabilidade microvascular, edema, trombose e morte celular (Carden e Granger, 2000; Panes et al., 1999; Balakumar et al., 2007; Robert, 2013; Mozaffari et al., 2013).

Vários sistemas de sinalização, tais como o fator de necrose tumoral- α (TNF-α) (Wang et al., 2006; Zhang et al., 2006; Balakumar et al., 2006), Rho- kinase (Takemoto et al., 2002; Balakumar et al., 2006; Balakumar e Babbar, 2012), NF-κB (Squadrito et al., 2000), janus quinase (JAK/STAT) (Bolli et al., 2001; Mascareno et al, 2001), poli (ADP-ribose) polimerase (PARP) (Pacher e Szabo, 2008), proteína quinase activada por mitogénio p38 (MAPK) (Wang et al., 2005; Balakumar e Babbar, 2012), caspases (Pomerantz et al., 2001; Taki et al, 2007; Balakumar e Babbar, 2012), interleucina-1 (IL-1) (Suzuki et al., 2001) e IL-6 (Sharma et al., 2003; Balakumar e Babbar, 2012) têm sido implicados na fisiopatologia da lesão miocárdica induzida por I/R (Fig. 3). Além disso, observou-se que os leucócitos polimorfonucleares (PMN) (Springer, 1994; Kong e Rabkin et al., 2004; Hasegawa et al 2011) e o fator associado à ativação de esfingomielinases neutras (FAN) (O'Brien et al., 2003) desempenham um papel fundamental no miocárdio afetado. Além disso, os mastócitos cardíacos residentes desempenham um papel fundamental na lesão de I/R. Os mastócitos têm origem em células progenitoras pluripotentes da medula óssea e são os principais intervenientes no processo de inflamação (Singh et al., 2008; Balakumar et al., 2008d; Kritas et al., 2013). A desgranulação dos mastócitos liberta vários mediadores citotóxicos, que se tem verificado estarem envolvidos na fisiopatologia da lesão de isquémia/reperfusão (Kaur et al., 1997; Parikh e Singh, 1999; Balakumar et al., 2008c; Kritas et al., 2013).

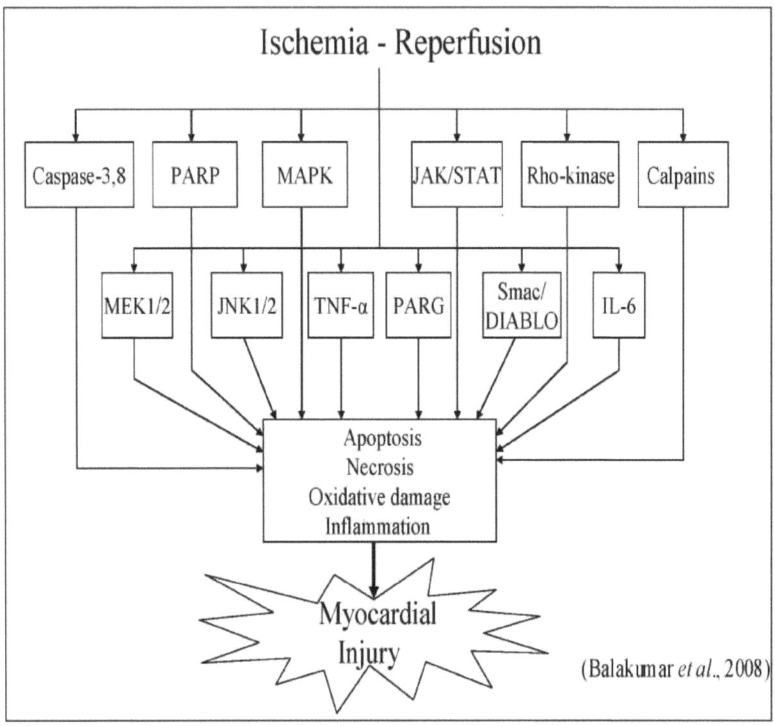

Figura 3: Sistemas de sinalização implicados na patogénese da lesão miocárdica induzida por I/R PARP- Poly (ADP-ribose) polymerase, MAPK- Mitogen-activated protein kinases, JAK/STAT- Janus kinase/signal transducers and activators of transcription, MEK½- Mitogen-activated protein kinase ½, JNK½- c-Jun N-terminal protein kinase 1 e 2, TNF-α- Tumor necrosis fator-alpha, PARG- Poly (ADP-ribose) glycohydrolase, Smac/DIABLO- second mitochondrial derived activator of caspases/direct IAP- binding protein with low pI, IL-6-interleukin-6

Mecanismos de pré-condicionamento do miocárdio

Em 1986, Murry e colegas descreveram uma estratégia de proteção endógena em que múltiplos episódios isquémicos breves em corações caninos limitavam o tamanho do enfarte a partir de um insulto isquémico sustentado subsequente, denominado pré-condicionamento isquémico (IPC). O IPC tem duas fases de proteção em que uma fase inicial dura de alguns minutos a horas, conhecida como pré-condicionamento precoce, e uma fase tardia começa após 12 horas e dura até 3 dias, sendo referida como pré-condicionamento retardado (Murry et al, 1986; Bolli, 2000; Yellon e Baxter, 1995; Hausenloy, 2013). O mecanismo envolvido na cardioproteção mediada pelo CIP foi mostrado na Fig. 4.

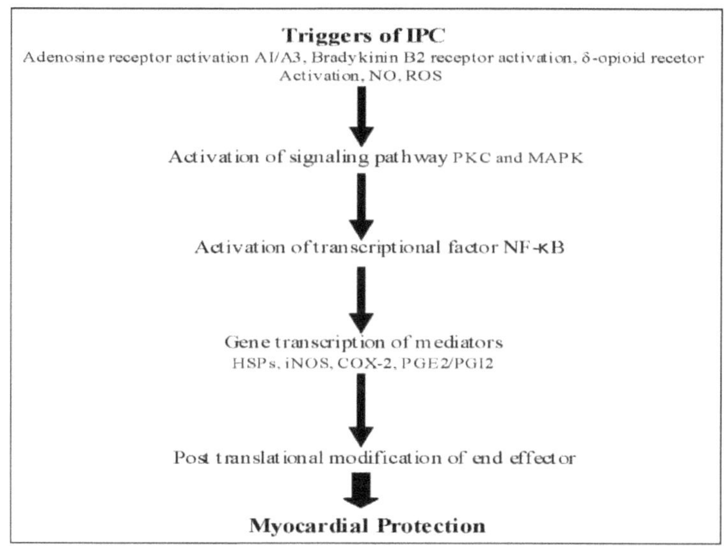

Figura 4: Mecanismo de cardioprotecção mediada por CIP

Após a descoberta da CIP por Murry e colaboradores, vários estudos investigaram os mecanismos envolvidos nos seus efeitos cardioprotectores (Fig. 5).

A determinação dos mecanismos pelos quais o CIP confere preservação miocárdica pode eventualmente levar ao desenvolvimento de terapias para reduzir a lesão de cardiomiócitos após a circulação extracorpórea. Estes estudos levaram à descoberta de que o pré-condicionamento pode ser induzido por meios farmacológicos (Teoh et al., 2002; Kevelaitis et al., 2001; Hausenloy, 2013), nos quais os fármacos são administrados antes do evento isquémico, com um período de washout antes da isquemia, conhecido como verdadeiro pré-condicionamento farmacológico, ou sem um período de washout, conhecido como pré-tratamento farmacológico. O pré-condicionamento pode ser desencadeado por substâncias como a adenosina, a bradicinina, o NO, o diazóxido, um abridor do canal K^+ sensível ao ATP mitocondrial (KATP), activadores da PKC, opióides e prostaglandinas (Post e Heusch, 2002; Hausenloy, 2013). Além disso, os anestésicos foram investigados quanto ao seu potencial para pré-condicionar o coração antes da isquémia. Todas as substâncias halogenadas e voláteis foram consideradas protectoras e as suas acções foram comparáveis às do pré-condicionamento isquémico (Post e Heusch, 2002; Hausenloy, 2013). Em consequência, esta forma de pré-condicionamento foi introduzida no clínica. De facto, estudos em cirurgia cardíaca confirmaram a eficácia deste pré-condicionamento anestésico, tendo-se observado uma redução significativa da troponina I pós-operatória em corações pré-condicionados (Chiari et al., 2005). Curtos períodos de isquemia em vasos remotos ou mesmo em órgãos distantes protegeram o miocárdio da lesão induzida pela isquemia/reperfusão da artéria coronária. Assim, devem ter sido libertadas substâncias do tecido isquémico-reperfundido remoto que protegeram o miocárdio comprometido

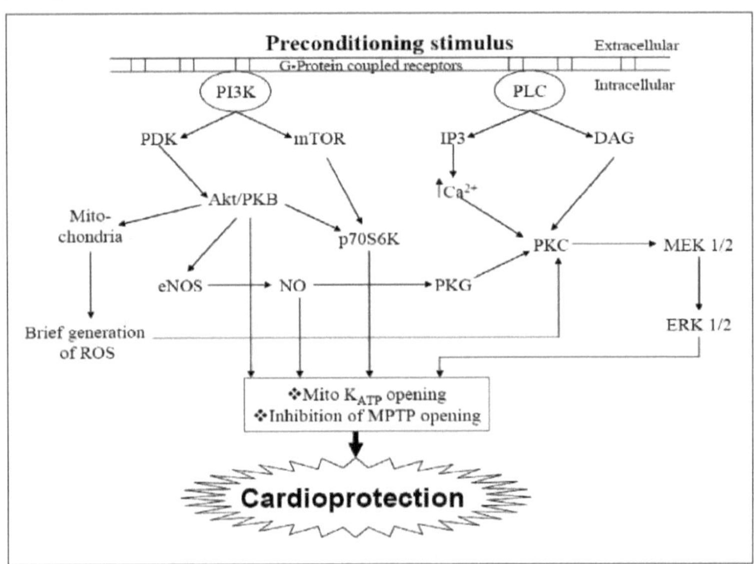

Figura 5: Mecanismos envolvidos na cardioprotecção mediada pelo pré-condicionamento

P13K- Fosfatidilinositol-3-quinase, PLC- Fosfolipase C, PKC- Proteína quinase C, PDK- Fosfodiesterase quinase, IP3- Inositol trifosfato, DAG- Diacilglicerol, PKB- Proteína quinase B, eNOS- Óxido nítrico sintase endotelial, NO- Óxido nítrico, ROS- Espécies reactivas de oxigénio, MEK½- Proteína quinase activada por mitogénio, ERK- Quinase regulada extracelularmente, PKG- Proteína quinase G, mito K_{ATP}- Canais de potássio mitocondriais sensíveis ao ATP, MPTP- Poro de transição da permeabilidade mitocondrial

miocárdio (Przyklenk et al., 2003; Hausenloy, 2012). A oclusão da artéria circunflexa produziu proteção do miocárdio fornecido pela artéria coronária descendente anterior esquerda e este fenómeno é designado por pré-condicionamento intracardíaco (Przyklenk et al., 1993; Hausenloy, 2013). Foi documentado que a oclusão curta da artéria renal (Pell et al., 1998; Hausenloy, 2013), da aorta abdominal (Weinbrenner et al., 2002; Singh e Sharma, 2004) e da artéria mesentérica (Gho et al., 1996; Liem et al., 2002; Singh e Sharma, 2004; Hausenloy, 2013) protege o miocárdio contra a lesão induzida por I/R. Este fenómeno é designado por pré-condicionamento remoto. Este fenómeno é designado por pré-condicionamento remoto (Heusch e Schulz, 2002; Singh e Sharma, 2004) ou pré-condicionamento intra-órgão (Wang et al., 2002) ou pré-condicionamento num local distante (Schoemaker e Van Heijuingan, 2000; Hausenloy, 2013).

Relevância clínica do pré-condicionamento

Numerosos resultados *in vitro* sugerem que o miocárdio humano pode ser protegido pelo pré-condicionamento isquémico. *Além disso*, a existência deste fenómeno in vivo também foi bem demonstrada. O pinçamento aórtico intermitente antes do período sustentado de isquemia global necessário para a inserção de enxertos de bypass da artéria coronária durante a cirurgia cardíaca demonstrou proporcionar cardioprotecção (Jenkins et al., 1995; Pilcher et al., 2012). Os resultados de muitos estudos pré-clínicos em que a cardioprotecção foi observada em corações de animais saudáveis podem não ser reproduzíveis no miocárdio humano, uma vez que a doença cardíaca isquémica humana está frequentemente associada a várias perturbações, como a diabetes mellitus e as suas complicações, a hipertrofia ventricular esquerda, etc., ou a outros factores que contribuem para a doença, como a idade avançada. A presença destas condições pode interromper a proteção induzida pelo pré-condicionamento isquémico (Schulman et al., 2001; Hausenloy, 2013). A utilização de agentes farmacológicos para atingir diferentes componentes da via de sinalização que mimetizam a proteção induzida pelo pré-condicionamento isquémico, conhecida como pré-condicionamento farmacológico, pode permitir que esta abordagem seja reconhecida como uma terapia clínica (Ramzy et al., 2007; Vinten-Johansen et al., 2007; Hausenloy, 2013). O nicorandil tem efeitos cardioprotectores quando administrado como terapia adjuvante no momento da reperfusão em doentes cardíacos durante a cirurgia (Ono et al., 2004; Kloner e Rezkalla, 2007; Hausenloy, 2013). Outros agentes promissores, como a adenosina e o inibidor do permutador Na $/H^{++}$, demonstraram clinicamente proporcionar cardioprotecção quando administrados como adjuvantes da reperfusão. Estudos pré-clínicos demonstraram que a inibição farmacológica do permutador Na $/H^{++}$ antes da isquemia do miocárdio pode reduzir o tamanho do enfarte através de uma redução da acumulação de cálcio no miocárdio, a um nível comparável ao pré-condicionamento isquémico (Avkiran e Marber, 2002; Yellon e Hausenloy, 2005; Balakumar e Babbar, 2012). A adenosina tem demonstrado ser um agente cardioprotector mais promissor em diferentes contextos clínicos de I/R do miocárdio (Quintana et al., 2004; Balakumar e Babbar, 2012; Hausenloy, 2013).

Factores que afectam o pré-condicionamento do miocárdio

O efeito protetor do pré-condicionamento observado no coração de animais saudáveis pode não ser reproduzível no cenário clínico, uma vez que a maioria dos doentes submetidos a cirurgia cardíaca tem sido associada a várias perturbações, como insuficiência cardíaca, hipertensão, hipertrofia cardíaca, hiperlipidemia, hiperglicemia e obesidade (Yellon e Downey, 2003; Riess et al., 2004; Balakumar et al., 2009; Balakumar et al., 2009a; Balakumar e Babbar, 2012). Sugeriu-se que numerosas doenças sistémicas, como a hiperglicemia, hiperlipidemia, hipertensão, aterosclerose, insuficiência cardíaca e envelhecimento, modificam a resposta de pré-condicionamento (Ferdinandy et al., 1998a; Ferdinandy et al., 2007; Balakumar et al., 2009; Balakumar et al., 2009c; Balakumar e Babbar, 2012). A hiperglicemia aguda e crónica aumentou o risco de lesão miocárdica induzida por I/R, uma vez que se verificou que as vias de sinalização protectoras endógenas estavam comprometidas e que o fluxo sanguíneo coronário para o miocárdio isquémico estava reduzido em condições hiperglicémicas, resultando na supressão dos efeitos cardioprotectores do pré-condicionamento (Gu et al., 2003; Riess et al., 2004; Hausenloy, 2013; Balakumar e Babbar, 2012). Foi sugerido que a disfunção dos canais Mito-KATP no miocárdio diabético pode ser responsável pela supressão do potencial cardioprotector do pré-condicionamento (Hassouna et al., 2006; Balakumar e Babbar, 2012).

Estudos experimentais relataram que a hiperlipidemia interrompe as vias bioquímicas induzidas pelo NO, impedindo assim a cardioprotecção retardada mediada pelo pré-condicionamento (Tang, 2004; Balakumar e Babbar, 2012). Além disso, foi observado que a hiperlipidemia atenuou os efeitos cardioprotectores do pré-condicionamento ao impedir a regulação positiva da síntese de tetrahidropterina (BH4) no miocárdio, um cofator essencial para a NOS (Tang et al., 2005; Balakumar e Babbar, 2012). Estudos experimentais relataram que a hiperlipidemia anulou os efeitos cardioprotectores da CIP, inibindo a libertação e a ativação da metaloproteinase-2 da matriz (Giricz et al., 2006). Foi sugerido que o aumento patológico das espécies reactivas de oxigénio e azoto na hiperlipidemia e hiperglicemia pode perturbar as principais vias de sinalização citoprotectoras, interferindo assim significativamente com o efeito cardioprotector do pré-condicionamento (Ferdinandy et al., 2007; Hausenloy, 2012).

Hiperlipidemia

Em 2002, as doenças cardiovasculares (DCV) contribuíram para cerca de um terço do total de mortes a nível mundial, enquanto que, até 2020, se espera que as DCV se tornem a principal causa de morte e incapacidade em todo o mundo (Ginghina et al., 2011; Jorgensen et al., 2013). Em níveis adequados, os lípidos desempenham funções importantes no organismo, mas podem causar vários problemas de saúde se estiverem presentes em quantidades excessivas. O termo hiperlipidemia refere-se aos níveis elevados de lípidos no organismo, incluindo níveis elevados de colesterol e de triglicéridos (Guo et al., 2011; Braamskamp et al., 2012). Os lípidos têm sido considerados como "gorduras" na corrente sanguínea, que são normalmente divididas em colesterol e triglicéridos. No entanto, o colesterol circula na corrente sanguínea e está envolvido na estrutura e na função das células, ao passo que os triglicéridos são imediatamente utilizados ou armazenados nas células adiposas (Eurlings et al., 2001; Iughetti et al., 2010). Além disso, os níveis elevados de colesterol no corpo têm sido considerados um fator de risco modificável, o que é evidente pelo facto de o colesterol plasmático a níveis >200 mg/dL causar 4,4 milhões de mortes num ano (Brouwers et al., 2012; Ghosh e Ghosh, 2012). Foram registados vários tipos de colesterol, incluindo o colesterol total (CT), que consiste em todos os colesteróis combinados; o colesterol de lipoproteínas de alta densidade (HDL), frequentemente designado por colesterol bom; e o colesterol de lipoproteínas de baixa densidade (LDL), frequentemente designado por colesterol mau (Sacks e Katan, 2002; Siri-Tarino et al., 2010). Os níveis anormais de colesterol são o resultado de um estilo de vida pouco saudável, que inclui uma dieta rica em gorduras e outros factores de estilo de vida, como o excesso de peso, o consumo excessivo de álcool e a falta de exercício físico (Kelly, 2010). Além disso, a diabetes e a glândula tiroide hipoactiva também têm sido apontadas como causas de níveis elevados de colesterol (Tamer et al., 2011; Saeed et al., 2012). Outras doenças que podem elevar os níveis de colesterol incluem a síndrome dos ovários poliquísticos e doenças renais. Verificou-se que os níveis mais elevados de hormonas femininas, como o estrogénio, aumentam ou alteram os níveis de colesterol. Para além disso, medicamentos como diuréticos, beta-bloqueadores e medicamentos utilizados para tratar a depressão também têm sido relatados como capazes de aumentar os níveis de colesterol. Numerosos estudos demonstraram que as estatinas, os análogos da niacina, os fibratos, as resinas de ligação aos ácidos biliares e os inibidores da absorção do colesterol desempenham determinados papéis moduladores no tratamento da hiperlipidemia (Knopp, 1999; Hasani-Ganjbar et al., 2010; Braamskamp et al., 2012).

Classificação das concentrações lipídicas

Verificou-se que o colesterol e alguns outros tipos de gorduras não podem ser dissolvidos no sangue. Além disso, para serem transportados de e para as células, têm de ser especialmente transportados por certas moléculas chamadas lipoproteínas, que consistem numa camada exterior de proteínas com um núcleo interior de colesterol e triglicéridos (Kritchevsky, 1988; Dargel, 1989; Lee et al., 2013). Além disso, as lipoproteínas foram consideradas essenciais para que o colesterol se desloque pelo corpo. Os lípidos podem ser classificados em colesterol CT, triglicéridos, LDL, HDL e lipoproteínas de densidade muito baixa (VLDL).

Colesterol total: De acordo com as diretrizes do National Cholesterol Education Program (NCEP), as concentrações de CT inferiores a 200 mg/dL têm sido consideradas desejáveis, ao passo que as concentrações superiores a 240 mg/dL são referidas como hiperlipidémicas. No entanto, a evidência epidemiológica sugere que o risco de eventos cardíacos diminui à medida que os níveis de CT caem aproximadamente para 150 mg/dL. Para além disso, o CT deve ser inferior a 180 mg/dL nas crianças (Ahmed et al., 1998; Ginsberg e Goldberg, 2001; Lee et al., 2013).

Triglicéridos: Os triglicéridos são outro tipo de gordura que é transportada no sangue pelas VLDL. Além disso, foi demonstrado que o excesso de calorias, álcool ou açúcar no corpo é convertido em triglicéridos e armazenado nas células adiposas do corpo (Smelt, 2010). A concentração de triglicéridos inferior a 150 mg/dL é considerada normal, enquanto as concentrações de 200-499 mg/dL são consideradas elevadas. Além disso, concentrações de 500 mg/dL ou superiores são consideradas perigosas para o desenvolvimento e a progressão de várias doenças cardiovasculares (Ginsberg e Goldberg, 2001; Lee et al., 2013).

Colesterol LDL: O LDL é vulgarmente conhecido como o mau colesterol, que é produzido pelo fígado e transporta o colesterol e outros lípidos do fígado para diferentes áreas do corpo, como os músculos, os tecidos, os órgãos e o coração. Os níveis elevados de LDL indicam a existência de muito mais colesterol na corrente sanguínea do que o necessário e, por conseguinte, aumentam o risco de doença cardíaca (Ahmed et al., 1998; Costet, 2010). De acordo com as diretrizes do NCEP, as concentrações de colesterol LDL inferiores a 100 mg/dL são consideradas óptimas, ao passo que as concentrações na gama de 160-189 mg/dL são consideradas mais elevadas (Costet, 2010). No entanto, há cada vez mais provas de que a concentração normal de colesterol LDL no ser humano pode ser tão baixa como 50 a 70 mg/dL (Ginsberg e Goldberg, 2001; Lee et al., 2013). Além disso, verificou-se de forma abrangente que o risco de DCV diminui à medida que a concentração de colesterol LDL diminui.

Colesterol HDL: O HDL é comummente designado por colesterol bom, que é produzido pelo fígado para transportar o colesterol e outros lípidos dos tecidos de volta ao fígado para degradação (Ridker et al., 2010). Níveis elevados de colesterol HDL têm sido considerados como um bom indicador de um coração saudável. As concentrações de 60 mg/dL ou superiores têm sido consideradas óptimas, ao passo que as concentrações de HDL inferiores a 40 mg/dL são consideradas como um importante fator de risco para as DCV. No entanto, o HDL é frequentemente interpretado no contexto das concentrações de CT e LDL e, por conseguinte, pode ser considerado menos significativo quando o LDL é baixo (Ginsberg e Goldberg, 2001; Ridker et al., 2010).

Colesterol VLDL: O colesterol VLDL é semelhante ao colesterol LDL no sentido de que contém principalmente gordura e pouca proteína. O nível normal de colesterol VLDL está entre 5 e 40 mg/dL. O colesterol VLDL é a lipoproteína que transporta o colesterol do fígado para os órgãos e tecidos do corpo (Sundaram e Yao, 2010). São formadas por uma combinação de colesterol e triglicéridos. Para além disso, as VLDL são mais pesadas do que as LDL e estão também associadas à aterosclerose e a doenças cardíacas (Sundaram e Yao, 2010).

Factores de risco associados à hiperlipidemia

Verificou-se que uma variedade de factores de risco está associada à hiperlipidemia, como alimentos ricos em colesterol, excesso de peso, abuso de álcool, diabetes e stress. Verificou-se que a gordura saturada e o colesterol presentes nos alimentos aumentam os níveis de colesterol no organismo. Além disso, para além de ser um fator de risco para as doenças cardíacas, o excesso de peso também aumenta os níveis de colesterol no organismo. Além disso, foi demonstrado que perder peso pode ajudar a baixar os níveis de colesterol LDL e total e, consequentemente, aumentar os níveis de colesterol HDL no organismo (Lipman et al., 2000; Lee et al., 2013). Para além disso, a prática regular de exercício físico também tem sido apontada como um fator de redução do colesterol LDL e de aumento dos níveis de colesterol HDL. Outros factores que modificam o desenvolvimento e a progressão da hiperlipidemia são a idade e o sexo. Foi demonstrado que os níveis de colesterol aumentam à medida que a pessoa envelhece (Lipman et al., 2000; Lee et al., 2013). No entanto, antes da menopausa, as mulheres tendem a ter níveis de CT mais baixos do que os homens da mesma idade, ao passo que, após a menopausa, os níveis de LDL das mulheres tendem a aumentar (Sarac et al., 2012). Além disso, foi amplamente sugerido que uma diabetes mal controlada conduz a um aumento dos níveis de colesterol. Foi demonstrado que as melhorias no controlo da diabetes diminuem os níveis de colesterol no organismo (Crawford et al., 2010). A hereditariedade também tem sido um fator modificador para a progressão da hiperlipidemia, uma vez que se observou que os genes determinam parcialmente a quantidade de colesterol que o corpo produz. Surpreendentemente, foi relatado que a ingestão moderada de álcool aumenta o colesterol HDL. No entanto, não se sabe se também leva a uma redução do risco de doença cardíaca, mas o consumo excessivo de álcool tem sido apontado como causador de danos no fígado e no músculo cardíaco, levando a outros problemas de saúde (Grauvogel et al., 2010; Lee et al., 2013). O papel modificador do stress no desenvolvimento e na progressão da hiperlidemia foi confirmado pelo facto de se ter demonstrado que as pessoas sob stress se consolam comendo alimentos gordos, o que acaba por conduzir a um estado hiperlipidémico (Lee et al., 2013).

Fisiopatologia da hiperlipidemia

A fisiopatologia da hiperlipidémia pode ser estudada sob dois pontos de vista, ou seja, a hiperlipidémia primária e a hiperlipidémia secundária. A fisiopatologia da hiperlipidemia primária implica que o defeito idiopático da hiperquilomicronemia no metabolismo dos lípidos conduz a uma hipertrigliceridemia e a uma hiperquilomicronemia causadas por um defeito na atividade da lipoproteína lipase ou pela ausência da apoproteína CII de superfície (Marshall, 1992; Hopkins et al., 2013). Além disso, na hiperlipidemia primária, o colesterol LDL é elevado, o que é apoiado pelos resultados obtidos em vários estudos que mostraram que a hiperlipidemia idiopática ocorre em muitas famílias de doberman pinschers e rottweilers (Marshall, 1992,). Além disso, a hiperquilomicronemia em gatos com defeito autossómico recessivo na atividade da lipoproteína lipase (LPL) mostrou a ocorrência de hiperlipidemia primária (Gotto e Moon, 2010; Lee et al., 2012).

Na hiperlipidemia secundária, a absorção pós-prandial de quilomícrons a partir do trato gastrointestinal ocorre 30-60 minutos após a ingestão de uma refeição contendo gordura que pode aumentar os triglicéridos séricos durante 3-10 horas (Bennett, 1995; Lee et al., 2012). Verificou-se que os doentes com diabetes mellitus possuem uma baixa atividade de LPL, o que provocou uma elevada síntese de colesterol VLDL pelo fígado, conduzindo, em última análise, a uma hiperlipidemia . Além disso, verificou-se que a baixa atividade da LPL e a atividade lipolítica induzidas pelo hipotiroidismo reduzem a degradação hepática do colesterol em ácidos biliares. Além disso, o hiperadrenocorticismo aumentou a síntese de VLDL pelo fígado, causando tanto hiperlipidemia como hipertrigliceridemia (Bennett, 1995; Baron, 2005; Lee et al., 2012). Doença hepática A hiperlipidemia é causada pela redução da excreção de colesterol na bílis. Além disso, na síndrome nefrótica, a via sintética comum para a albumina e o colesterol provoca uma pressão oncótica baixa, levando, em última análise, a uma síntese reforçada de colesterol (Stone, 1994; Castilla-Guerra, 2009; Lee et al., 2012).

Tratamento da hiperlipidemia

Atualmente, têm sido relatados medicamentos de cinco classes principais de fármacos para tratar pessoas com níveis lipídicos prejudiciais, que incluem estatinas, derivados do ácido nicotínico, derivados do ácido fíbrico, resinas de ligação aos ácidos biliares e inibidores da absorção do colesterol (Hasani-Ranjbar et al., 2010; Braamskamp et al., 2012). As estatinas, os inibidores da 3-hidroxi-3-metil-glutaril-CoA (HMG-CoA) redutase, são os medicamentos que inibem a taxa de formação de colesterol no organismo. Além disso, as estatinas também ajudam a atrair o colesterol para o fígado para ser excretado (Jones, 1998). No entanto, as estatinas têm sido associadas aos efeitos secundários mais comuns, como perturbações gástricas, náuseas, vómitos, dores de cabeça e tonturas. Os membros mais potentes da classe das estatinas incluem a atorvastatina, a fluvastatina, a lovastatina, a pravastatina, a rosuvastatina e a sinvastatina (Davidson, 2001; Koh et al., 2008; Braamskamp et al., 2012). A segunda classe de agentes que têm sido bem relatados para o tratamento da hiperlipidemia é a niacina, que tem diversas acções que afectam a formação do colesterol. O principal efeito da niacina e dos seus derivados envolve a diminuição da produção de triglicéridos no organismo. Além disso, também se observou que o ácido nicotínico aumenta os níveis de colesterol HDL através de mecanismos desconhecidos (Guyton et al., 2008). Os efeitos secundários comuns dos medicamentos à base de niacina incluem rubor, afrontamentos, comichão e dores de cabeça. A terceira classe de agentes potentes para o tratamento da hiperlipidémia é constituída pelos derivados do ácido fíbrico, que se pensa reduzirem a formação e aumentarem a degradação do colesterol e dos triglicéridos no organismo, o que explica o seu potencial hipolipidémico (McCullough et al., 2011). Os efeitos secundários mais comuns desta classe de fármacos são a azia e a dor de estômago, que têm vindo a diminuir com o tempo. Os membros mais potentes dos fibratos são o clofibrato, o fenofibrato e o gemfibrozil (McCullough et al., 2011; Saurav et al., 2012).

Outra classe de agentes para o tratamento da hiperlipidemia envolve as resinas de ligação aos ácidos biliares, que são consideradas como medicamentos que se ligam aos ácidos biliares, impedindo que o intestino os recicle (Kobayashi et al., 2007). O fígado responde produzindo mais e retirando o colesterol do sangue após sentir a diminuição dos ácidos biliares. O efeito secundário comum deste medicamento é a obstipação. Os membros mais potentes desta classe incluem a colestiramina, o colestipol e o colesevelam (Hou e Goldberg, 2009). Além disso, os inibidores da absorção do colesterol também foram referidos para o tratamento da hiperlipidemia, ajudando a reduzir os níveis de LDL através do bloqueio da absorção do colesterol no intestino delgado. Além disso, estes fármacos têm sido utilizados em concomitância com um programa que inclui uma dieta pobre em gorduras e colesterol, exercício físico e controlo do peso (Kesaniemi, 2007). No entanto, esta classe de medicamentos tem sido associada a determinados efeitos secundários como dores de cabeça, tonturas, perturbações gástricas, dores nas articulações e infecções respiratórias superiores. O membro mais potente dos inibidores da absorção do colesterol é a ezetimiba. Além disso, o Vytorin, um medicamento combinado que contém sinvastatina e ezetimiba, demonstrou reduzir o colesterol LDL em maior grau do que a terapia com estatinas isoladamente (Fazio et al., 2010). São necessários estudos adicionais para fornecer mais informações sobre a segurança e a eficácia do Vytorin.

Hiperlipidemia e pré-condicionamento

O pré-condicionamento isquémico confere uma cardioprotecção notável, mas existem controvérsias quanto ao efeito cardioprotector do pré-condicionamento isquémico na hiperlipidemia (Ferdinandy et al., 1998a; Ferdinandy et al., 1998b; Ferdinandy et al. 2003; Hausenloy, 2013). Foi demonstrado que a cardioprotecção conferida pelo pré-condicionamento clássico se perdeu em coelhos hiperlipidémicos (Ueda et al., 1999), ratos (Ferdinandy et al., 1997; Kocic et al., 1999) e em humanos (Kyriakides et al., 2002). Em contraste, o efeito limitador do tamanho do enfarte do pré-condicionamento não foi atenuado em ratos hiperlipidémicos (Jung et al., 2000; Li et al., 2001) e coelhos (Kremastinos et al., 2000; Iliodromitis et al., 2007). A hiperlipidemia influencia a gravidade da isquémia do miocárdio e a lesão induzida pela reperfusão e interfere com o efeito cardioprotector do pré-condicionamento isquémico (Ferdinandy et al., 2003; Yadav et al., 2010; Hausenloy et al., 2013). Além disso, a hiperlipidemia representa um importante fator de risco para a doença coronária (CHD) (Shoulders et al., 2004; Okrainec et al., 2004; Kurtoglu et al., 2013).

Os dados acumulados na literatura indicam que o efeito cardioprotector do pré-condicionamento isquémico mediado por substâncias endógenas, como o NO e a proteína de choque térmico de 70 kDa (Hsp70), é abolido em corações hiperlipidémicos (Hoshida et al., 1996; Ferdinandy et al., 1997; Csont et al., 2002; Kyriakides et al., 2002; Lee et al., 2013). Além disso, os dados também revelam que a hiperlipidemia produz uma inibição da adaptação ao stress do miocárdio (Ferdinandy et al., 1998a). O mecanismo pelo qual a hiperlipidemia influencia o efeito cardioprotector do pré-condicionamento isquémico não é conhecido com precisão. Um número crescente de evidências sugere que a diminuição dos níveis de NO (Hoshida et al., 1996; Ferdinandy et al., 1997; Zhang et al., 2012) e a inibição da tetrahidrobiopterina miocárdica (BH4) (Tang et al., 2005) são responsáveis pela atenuação da cardioprotecção induzida pelo pré-condicionamento isquémico. Além disso, foi referido que a produção excessiva de ERO, como o anião superóxido e o radical peroxinitrito, aumenta o stress oxidativo nos cardiomiócitos, o que pode contribuir para a atenuação do efeito cardioprotector do pré-condicionamento isquémico (Szilvassy et al., 2001; Onody et al., 2003; Puskas et al., 2004; Giricz et al., 2006; Csont et al., 2007; Raedschelders et al., 2012). Além disso, a ativação aumentada da caspase-3 e a consequente morte celular apoptótica podem ser responsáveis pela abolição do efeito cardioprotector do pré-condicionamento isquémico na hiperlipidemia (Wang et al., 2002; Lee et al., 2013). A ativação deficiente dos canais mitoKATP anula o efeito cardioprotector do pré-condicionamento isquémico (Katakam et al., 2007). Além disso, a diminuição da atividade da ecto-5'-nucleotidase pode ser responsável por atenuar o efeito cardioprotector do pré-condicionamento isquémico (Ueda et al., 1999). Além disso, a hiperlipidemia atenua a inibição induzida pelo pré-condicionamento isquémico da metaloproteinase-2 da matriz do miocárdio (MMP-2), que é prejudicial para a lesão induzida pela isquémia e reperfusão (Giricz et al., 2006). Além disso, a expressão da Hsp70 cardioprotectora é marcadamente atenuada em corações de ratos hiperlipidémicos, tendo sido proposto que atenua o efeito cardioprotector do pré-condicionamento isquémico (Csont et al, 2002; Csont et al., 2010). Além disso, a acumulação de colesterol nas membranas sarcolemal e mitocondrial é outro fator predisponente para a atenuação do efeito cardioprotector do pré-condicionamento isquémico (Venter et al., 1991; Hexeberg et al., 1993; Vigh et al., 1998; Onody et al., 2003; Puskas et al., 2004). Numerosos estudos referiram que a alimentação com colesterol a curto prazo ou aguda em animais experimentais pode tornar o miocárdio mais suscetível a lesões induzidas por isquémia e reperfusão (Hoshida et al., 1996; Jung et al., 2000). Pelo contrário, está documentado que a hiperlipidemia prolongada protege o miocárdio da lesão induzida por isquémia e reperfusão (Ferdinandy et al., 1997, Girod et al., 1999; Kremastinos et al., 2000; Lee et al., 2013).

Fibratos e cardioprotecção

A doença coronária é a principal causa de morbilidade e mortalidade a nível mundial (Sahni et al., 2011). Numerosos estudos documentaram a dislipidemia como um fator de risco independente associado a um risco acrescido de CHD. Os fibratos foram reconhecidos como um medicamento eficaz na redução dos níveis de triglicéridos (TG) no sangue para prevenir doenças cardíacas em doentes dislipidémicos. Os fibratos, vulgarmente conhecidos como derivados do ácido fíbrico, estimulam a atividade dos receptores activados por proliferadores de peroxissoma (PPAR), que estão envolvidos na degradação dos ácidos gordos (Chapman, 2003; Zambon et al., 2006; Chapman et al., 2010). Os fibratos têm sido indicados para uso clínico no tratamento da hiperlipidemia, hipertrigliceridemia e para reduzir o colesterol total elevado, o colesterol LDL, os TGs séricos e a apolipoproteína-B (apo-B), e para aumentar o colesterol HDL em doentes com hiperlipidemia primária e dislipidemia mista (Koh et al., 2004; Koh et al., 2005a; Chapman, 2006). Mais recentemente, foram registados efeitos benéficos na função cardiovascular (Diep et al., 2002; Chapman et al., 2010; Balakumar et al., 2011).

Farmacologia dos fibratos

Os PPARs (ou seja, PPAR-alfa, -beta, -delta e -gamma) formam uma subfamília da família de genes de receptores nucleares activados por ácidos gordos e seus derivados. O principal mecanismo de ação dos fibratos é a ativação do fator de transcrição nuclear PPAR-α (Chapman, 2003; Nakajima et al., 2009; Wong et al., 2012). Os activadores do PPAR-α aumentam a absorção hepática e a esterificação de ácidos gordos livres, o que leva a um aumento da absorção de ácidos gordos livres pelas mitocôndrias e à consequente oxidação de ácidos gordos livres. Quando ativado por fibratos, o PPAR-α liga-se como heterodímero ao recetor do retinoide X (RXR), que subsequentemente reconhece e se liga a elementos de resposta específicos do PPAR-α, levando à modulação da expressão dos genes alvo (Chapman, 2003; Chapman et al., 2010) (Fig. 6).

Além disso, a atividade da lipase lipoproteica aumenta e a síntese de apoC-III diminui, o que, coletivamente, aumenta a depuração das ipoproteínas circulantes ricas em TG. A oxidação hepática dos ácidos gordos também aumenta, o que leva à redução da produção de VLDLs ricas em TG. Além disso, o aumento do colesterol HDL plasmático deve-se à sobreexpressão da apoA-I e da apoA-II (Fruchart e Duriez, 2006). Além disso, os fibratos favorecem a alteração da densidade das partículas de LDL para partículas maiores e mais flutuantes, menos susceptíveis à oxidação e com maior afinidade para o recetor de LDL (Vakkilainen et al., 2003; Backes e Gibson et al., 2005). Além disso, a ativação do PPAR-α regula a expressão dos genes envolvidos nas vias metabólicas, incluindo o metabolismo lipídico, reduzindo assim as concentrações de TG e aumentando as concentrações de HDL.

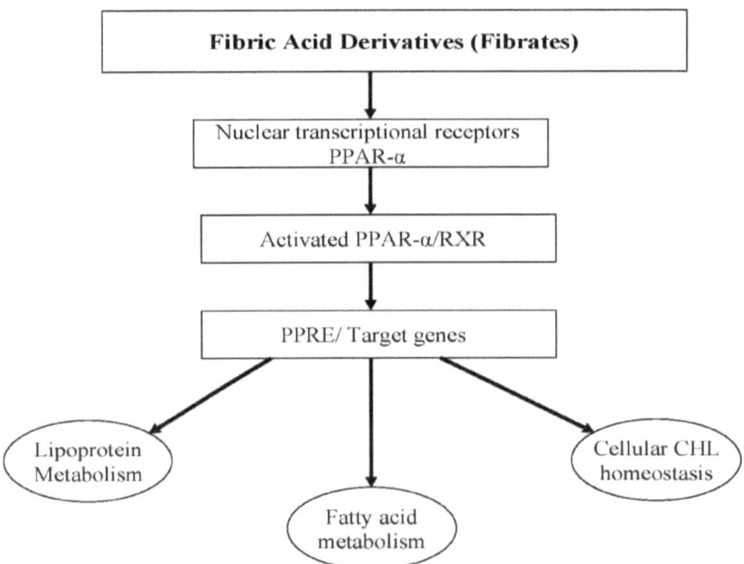

Figura 6: Representação esquemática do mecanismo de ação dos fibratos

PPAR-α, recetor ativado por proliferador de peroxissoma-a; RXR, recetor X de retinoide;

PPRE, elementos de resposta do proliferador do peroxissoma; CHL, colesterol

Efeitos sobre os lípidos e as lipoproteínas

Foi relatado que os fibratos, como o clofibrato, o gemfibrozil, o bezafibrato e o fenofibrato, têm efeitos moduladores sobre os lípidos e as lipoproteínas (Chapman, 1987; Chapman, 2003; Chapman et al., 2010). Verificou-se que os fibratos reduzem os níveis plasmáticos de TG em 30-50%, reduzem os níveis de colesterol LDL em 15-20% e aumentam os níveis de colesterol HDL em 5-15%, dependendo da anomalia lipídica subjacente e do fenótipo lipídico de base (Belalcazar e Ballantyne, 1998; Chapman, 2006). Além disso, verifica-se que a formação de colesterol é inibida no início da cadeia biossintética e que a excreção de esteróides neutros aumenta (Luci et al., 2007). Além disso, verificou-se que os fibratos estimulam o transporte inverso de colesterol, modulando o efluxo de colesterol dos macrófagos, o transporte de colesterol e a síntese de ácidos biliares, o que resulta numa redução dos níveis de TG e LDL e num aumento substancial das concentrações de HDL. A Apo-A-1 é o cofator da enzima lecitina colesterol aciltranferase (LCAT), que desempenha um papel fundamental no efluxo de colesterol do tecido extra-hepático para o fígado para excreção. A diminuição do nível de Apo-AI está associada a um maior risco de doença coronária. O tratamento com fibratos estimulou a produção de HDL através da regulação positiva da expressão de apo A-I e A-II (Saku et al., 1985; Roy e Pahan, 2009). Além disso, verificou-se que a ativação do PPAR-α pelos fibratos suprime a expressão transcricional da apo-CIII, um inibidor endógeno da lipase lipoproteica e da lipase TG hepática, o que acaba por conduzir a um aumento da lipólise lipoproteica. Além disso, verifica-se que o gene apoAV está implicado no metabolismo dos triglicéridos, cuja deficiência resulta num aumento dos triglicéridos plasmáticos (Pennacchio et al., 2001; Peters et al., 2003). Vários dados publicados mostraram que os fibratos induzem a expressão de apoAV através da ativação da expressão de PPAR-α (Pricur et al., 2003; Vu-Dac et al., 2003).

Efeitos Pleiotrópicos dos Fibratos

Para além dos efeitos modificadores dos lípidos, os fibratos possuem numerosos efeitos pleiotrópicos, como efeitos anti-inflamatórios, antioxidantes e antitrombóticos, juntamente com a sua capacidade de mostrar cardioprotecção e melhorar a função endotelial. Observou-se que a ativação do PPAR-α pelos fibratos inibe a síntese e a libertação de mediadores inflamatórios, como o fator nuclear kappa-B (NF-κB), a interleucina (IL)-1, a IL-2 e a IL-6, a molécula de adesão celular vascular-1 (VCAM-1) e a CAM-1 intercelular (ICAM-1), o que explica o seu potencial anti-inflamatório (Koh, 2000; Chapman, 2003; Koh et al., 2005b; Zambon et al., 2006; Saurav et al., 2012). Além disso, em culturas de células endoteliais da veia umbilical humana, os fibratos diminuíram significativamente a expressão de mediadores pró-inflamatórios, como CD40, CD40L e actividades de gelatinase induzidas pela proteína C-reactiva (PCR), o que evidenciou ainda mais o seu potencial efeito como agente anti-inflamatório (Koh et al., 2006; Koh et al., 2008). Além disso, foi relatado que os fibratos possuem efeitos favoráveis na coagulação e na fibrinólise. Foi demonstrado que os fibratos aumentam a fibrinólise e atenuam a hiperagregabilidade plaquetária em indivíduos hiperlipidémicos, o que explica ainda mais os seus efeitos pleiotrópicos (Simpson et al., 1985; Saurav et al., 2012). Além disso, observou-se que os fibratos reduziram significativamente os níveis de antigénio do fibrinogénio e do inibidor do ativador do plasminogénio-1 (PAI-1) (Koh et al., 2004; Koh et al., 2005a; Balakumar et al., 2011). Tem sido amplamente aceite que a ativação do PPAR-α pelos fibratos está envolvida na cardioprotecção. A ativação do PPAR-α pelos fibratos proporcionou cardioprotecção por um mecanismo que envolve o aumento da produção de eNOS e NO, juntamente com a inibição da atividade da NADPH oxidase (Diep et al., 2002; Singh et al., 2012; Saurav et al., 2012). A administração de fibratos atenuou significativamente o desenvolvimento do stress oxidativo e da inflamação vascular (Goya et al., 2004; Koh et al., 2006; Balakumar et al., 2011). Foi demonstrado que os fibratos melhoram a integridade do endotélio vascular através da ativação da eNOS e da geração de NO nos vasos e consequente redução do stress oxidativo, evidenciando o seu potencial de cardioprotecção (Goya et al., 2004; Balakumar et al., 2011). Além disso, os fibratos melhoraram significativamente a dilatação mediada pelo fluxo em doentes com hipertrigliceridemia (Koh et al., 2004; Koh et al., 2005a). Além disso, os fibratos melhoraram o metabolismo dos hidratos de carbono em doentes com dislipidemia, incluindo doentes diabéticos. Foi referido que os fibratos diminuem significativamente os níveis séricos de ácido úrico, aumentam os níveis séricos de creatinina e de homocisteína. Além disso, a redução da fosfatase alcalina sérica e da atividade da gama glutamil-trans-peptidase foi bem documentada pelo tratamento com fibratos (Despres et al., 2004). Além disso, os ligandos PPAR-α melhoraram a sensibilidade à insulina e reduziram a adiposidade em modelos de roedores (Guerre-Millo et al., 2000; Saurav et al., 2012). Além disso, o tratamento com fibratos reduziu significativamente os níveis séricos de TG e de ácidos gordos livres e melhorou a resistência à insulina em modelos de roedores (Jia et al., 2004; Balakumar et al., 2011). Além disso, observou-se que a terapia com fibratos aumentou significativamente os níveis plasmáticos de adiponectina e a sensibilidade à insulina em pacientes hipertrigliceridémicos primários (Idzior-Walus et al., 2000; Koh et al., 2005a; Koh et al., 2008; Balakumar et al., 2011; Saurav et al., 2012).

Indicações de evidências clínicas

Os fibratos são utilizados clinicamente há mais de 30 anos. O clofibrato foi introduzido nos anos 70, seguido do gemfibrozil, do bezafibrato, do fenofibrato e do ciprofibrato (Chapman, 1987; Betteridge et al., 1993; Chapman, 2003; Backes et al., 2007; Staels et al., 2008). Foi relatado que o tratamento com fibratos reduz o risco de eventos cardiovasculares, tanto em contextos de intervenção primária como secundária. Os derivados do ácido fíbrico têm sido amplamente utilizados há quase quatro décadas para tratar a dislipidemia, especificamente níveis elevados de TG e níveis baixos de HDL. Vários ensaios clínicos em larga escala demonstraram uma forte relação entre o efeito de redução dos TG dos fibratos e uma redução do risco de eventos cardiovasculares em doentes com dislipidemia, diabetes mellitus tipo 2 e síndrome metabólica (Keech et al., 2005; Tenenbaum et al., 2005; Farnier et al., 2012). Os mecanismos que explicam o efeito hipolipidémico dos fibratos nos seres humanos incluem principalmente um aumento da lipólise das lipoproteínas ricas em TG, como as VLDL, e uma diminuição da secreção hepática de VLDL, uma diminuição substancial dos níveis de TG, bem como um aumento moderado dos níveis de HDL, efeitos que se acredita serem mediados pela ativação do recetor nuclear PPAR-α. Os resultados dos ensaios clínicos sugeriram que o tratamento com fibrato reduz o risco cardiovascular principalmente através do aumento dos níveis de HDL e da diminuição dos níveis de TG. Estes ensaios mostraram que o clofibrato diminuiu os níveis lipídicos em doentes hiperlipidémicos, principalmente em resultado da redução da fração VLDL e LDL (Reddy e Krishnakantha, 1975; Reddy et al., 1980; Farnier et al., 2012). Foram obtidos resultados consistentes em estudos angiográficos com o gemfibrozil no ensaio de angio-grafia coronária lopid (LOCAT) (Frick et al., 1997), com o bezafibrato no ensaio de intervenção na aterosclerose coronária com bezafibrato (BECAIT) e com o fenofibrato no estudo de intervenção na aterosclerose da diabetes (Frick et al., 1997; De-Faire et al., 1997; Ericsson et al., 1996). No Helsinki Heart Study (HHS), um ensaio aleatório, duplamente cego, com a duração de cinco anos, sobre a eficácia do gemfibrozil em 4081 homens assintomáticos com idades compreendidas entre os 40 e os 55 anos, observou uma redução estatisticamente significativa de 34% na incidência de eventos cardiovasculares no grupo do gemfibrozil (Frick et al., 1987). Noutro HHS, o tratamento com gemfibrozil mostrou uma redução de 34% no ponto final de risco cardiovascular combinado que estava independentemente relacionado com um aumento de 10% do HDL (Manninen et al., 1988). Noutro ensaio a longo prazo com gemfibrozil, o HHS também foi relatado como tendo uma maior redução nos riscos cardiovasculares, que se baseia no pressuposto de que cada diminuição de 1% no LDL e cada aumento de 1% no HDL são aditivos e, portanto, resultariam numa redução de 2% no risco cardiovascular (Robinson et al., 2005). Além disso, o Veterans Affairs

High-Density Lipoprotein Cholesterol Intervention Trial (VA-HIT) registou uma redução de 11% nos eventos cardiovasculares por cada aumento de 5 mg/dL no HDL com a utilização de gemfibrozil (Rubins et al., 1999). Esta redução do risco foi considerada independente das alterações nos níveis de TG e foi largamente atribuída à utilização do próprio gemfibrozil (Robins et al., 2001). Além disso, num outro subestudo VA-HIT, o tratamento com gemfibrozil foi associado a um aumento do tamanho das LDL e a uma redução do número de partículas LDL em 5%, ao mesmo tempo que aumentava o número de partículas HDL em cerca de 10% e o número de partículas pequenas da subclasse HDL em 21% (Ilan et al., 2008). Além disso, foi observada uma redução de 11% do risco cardiovascular no ensaio Fenofibrate Intervention and Event Lowering in Diabetes (FIELD), com uma diminuição de 9% dos níveis de LDL e um aumento de 3% dos níveis de HDL no final do estudo (Keech et al., 2005). O estudo Bezafibrate Infarction Prevention (BIP) mostrou uma redução não significativa dos eventos cardiovasculares de apenas 9%, apesar das maiores alterações nos níveis de LDL e HDL do que as observadas no FIELD ou no VA-HIT (Rubins et al., 1999; Keech et al., 2005). Os resultados dos estudos VA-HIT (Rubins et al., 1999) e Bezafibrate Infarction Prevention (Behar et al., 2000) sugerem que o maior benefício do benzafibrato se verifica em doentes com hipertrigliceridemia, juntamente com um efeito significativo nos níveis de colesterol HDL (Tenenbaum et al., 2005). Por outro lado, o Diabetes Atherosclerosis Intervention Study (DAIS) demonstrou que o fenofibrato reduziu a progressão angiográfica da aterosclerose coronária numa população diabética hipertrigliceridémica mais profunda, como evidenciado pela redução dos níveis de TG e LDL, juntamente com o aumento dos níveis de HDL. Além disso, a combinação de fenofibrato e ezetimiba demonstrou recentemente ser segura e eficaz em doentes com níveis elevados de TG e colesterol LDL, evidenciando ainda mais o seu potencial na prática clínica (McKenney et al., 2006; Yuan et al., 2007).

Farmacologia do Clofibrato

Quimicamente, o clofibrato é um ácido propanoico, éster de 2-(4-clorofenoxi)-2-metil-etilo ou 2-(p-clorofenoxi)-2-metilpropionato de etilo (Fig. 7). O peso molecular do clofibrato é 242,70g/mol. O seu teor de clofibrato (C12H15ClO3), calculado em base anidra, não é inferior a 97,0 % nem superior a 103,0 %.

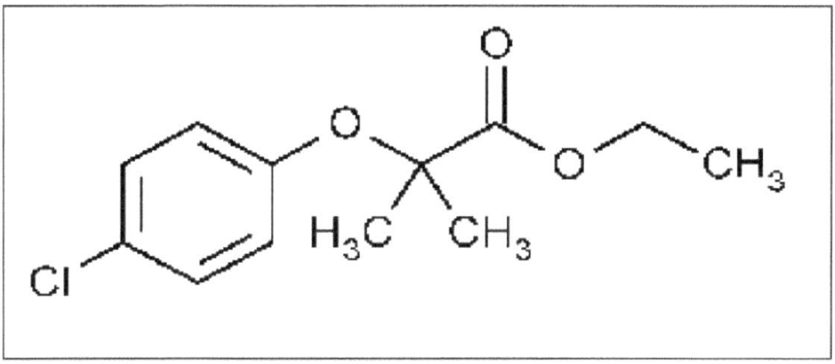

Figura 7: Estrutura química do clofibrato

O clofibrato é um agente anti-hiperlipidémico. Actua para diminuir os lípidos séricos elevados através da redução da proteína VLDL. O colesterol sérico pode ser reduzido nos doentes cujo aumento do colesterol se deve à presença de lipoproteínas de densidade intermédia em resultado de hiperlipoproteinemia de tipo III.

Vários investigadores observaram nos seus estudos que o clofibrato pode produzir uma diminuição do colesterol mas um aumento do palmitoleato e do oleato, sendo este último considerado aterogénico em animais experimentais. Reduziu os níveis de triglicéridos nos pacientes. Além disso, estudos em animais sugerem que o clofibrato interrompe a biossíntese do colesterol antes da formação do mevalonato. O clofibrato aumenta a atividade da lipoproteína lipase extra-hepática, aumentando assim a lipólise dos triglicéridos das lipoproteínas. Os quilomícrons são degradados, os VLDLs são convertidos em LDLs e os LDLs são convertidos em HDL. Este processo é acompanhado por um ligeiro aumento da secreção de lípidos na bílis e, por fim, no intestino. O clofibrato inibe igualmente a síntese e aumenta a depuração da apolipoproteína B, uma molécula transportadora das VLDL. Além disso, como fibrato, o clofibrato é um agonista do recetor PPAR-α no músculo, fígado e outros tecidos. É absorvido lentamente pelo intestino. Entre 95% e 99% de uma dose oral de clofibrato é excretada na urina sob a forma de ácido clofíbrico livre e conjugado (Sedaghat et al., 1975; Yan et al., 2010).

Acções Pleiotrópicas do Clofibrato no Coração

Foi relatado que o clofibrato, um ativador PPAR-α, possui um potencial antioxidante e cardioprotector potente, conforme evidenciado por um aumento do conteúdo de glutatião reduzido e uma diminuição da atividade da glutatião-S-transferase (Vasily et al., 1987). Além disso, foi demonstrado que o tratamento com clofibrato inibe as actividades da superóxido dismutase e da glutationa peroxidase, o que explica os seus efeitos antioxidantes (Bogdanska et al., 2007). Além disso, os efeitos cardioprotectores da ativação do PPAR-α induzida pelo clofibrato incluem a maior produção de óxido nítrico endotelial (eNOS) (Fruchart et al., 2006). Além disso, a ativação do PPAR-α pelo clofibrato proporcionou cardioprotecção através de um mecanismo que envolve a produção de NO e a inibição da atividade da NADPH oxidase, explicando o seu potencial cardioprotector (Newaz et al., 2005; Newaz et al., 2009). Além disso, numerosos estudos demonstraram que o clofibrato possui efeitos protectores contra o stress oxidativo, de modo a imitar a cardioprotecção. Verificou-se que o tratamento com clofibrato reduz os marcadores de stress oxidativo e os níveis de peroxidação lipídica, confirmando a sua ação antioxidante na cardioprotecção. Foi relatado que o clofibrato, um ativador PPARα, aumenta o conteúdo de glutatião reduzido e diminui a atividade da glutatião-S-transferase (Vasily et al., 1987). Foi demonstrado que o tratamento com clofibrato diminuía os níveis de Fe/ADP-ascorbato, bem como a peroxidação lipídica induzida pelo t-butil-hidroperóxido (Bu'OOH). Foi demonstrado que o tratamento com clofibrato inibe as actividades da superóxido dismutase e da glutationa peroxidase, o que explica o seu efeito antioxidante (Bogdanska et al., 2007).

Efeito do Clofibrato na Doença Cardíaca Isquémica

O que sabemos sobre a prevenção primária da doença isquémica do coração é demonstrado pela controvérsia que ainda rodeia a utilização da dieta e dos fármacos na sua prevenção. Alguns criticaram fortemente a intervenção primária nestes moldes, enquanto outros a defenderam vigorosamente, mesmo após enfarte do miocárdio, alegando que uma redução global da concentração sérica de colesterol poderia hipoteticamente diminuir a taxa de mortalidade por grupo de investigação do projeto de medicamentos coronários. O recente relatório de um ensaio multicêntrico sobre o clofibrato na prevenção primária da doença isquémica do coração é, por isso, oportuno e torna a leitura complexa mas valiosa (Krakoff et al., 2000) da utilização do clofibrato como fármaco hipolipemiante surgiu em 1962. Mais tarde, foi demonstrado que diminuía mais a concentração de triglicéridos séricos do que a de colesterol (Stone e Levy, 1972; Ansquer et al., 2009). Os estudos foram realizados apenas em Edimburgo e, sem valores de referência, a importância postulada dos triglicéridos como fator de risco independente permanece incerta (Carlson et al., 1972; Ansquer et al., 2009). Em primeiro lugar, aqueles que acreditam que uma concentração baixa está associada a uma menor incidência de doença cardíaca isquémica e que o controlo da hipercolesterolemia é essencial para a prevenção a longo prazo da doença aterosclerótica sentir-se-ão encorajados pelo facto de o grupo de controlo situado no terço inferior da distribuição do colesterol ter taxas substancialmente mais baixas de doença cardíaca isquémica.

Por outro lado, verificou-se uma redução nítida da incidência de enfartes do miocárdio não fatais nos indivíduos que receberam clofibrato, o que provocou uma redução global da incidência de doença isquémica do coração no grupo do clofibrato em comparação com os controlos com concentrações elevadas de colesterol. Esta redução do enfarte do miocárdio foi maior nos homens com as concentrações mais elevadas de colesterol tratados com clofibrato - o grupo que também apresentou a maior redução das suas concentrações séricas de colesterol. Assim, o clofibrato tem algum valor: uma redução da incidência de enfartes do miocárdio, leva a uma redução da mortalidade e da morbilidade, podendo ter benefícios sociais (Ansquer et al., 2009). Tem sido dada muita ênfase à associação entre hiperlipidemia e doença cardíaca isquémica. O risco de indivíduos aparentemente saudáveis desenvolverem doença cardíaca isquémica aumenta quando a hiperlipidemia está presente (Kagan et al., 1962; Stamler, 1964; Truett et al., 1967; Kurtoglu et al., 2013). O aumento dos níveis plasmáticos de colesterol e triglicéridos ocorre em muitos doentes com angina de peito e enfarte do miocárdio e, nos doentes com angina, existe uma associação entre hipercolesterolemia e prognóstico (Westlund e Nicolaysen, 1966; Frank et al, 1970; Horlick et al., 1994; Ansquer et al., 2009; Perez et al., 2013), embora tal possa não se verificar em doentes que sofreram enfarte do miocárdio (Paterson et al., 1963; Little et al., 1965; Frank et al., 1970; Ansquer et al., 2009; Perez et al., 2013).

O benefício do controlo da hiperlipidemia, quer em indivíduos saudáveis (prevenção primária), quer em doentes com doença cardíaca isquémica (prevenção secundária), só pode ser testado através do estabelecimento de ensaios em larga escala. Quando os primeiros ensaios clínicos de curta duração com o clofibrato foram concluídos e quando parecia bastante certo que não tinha efeitos tóxicos e que os efeitos secundários eram mínimos, foi tomada a decisão de utilizar este medicamento como meio de testar o valor da redução dos lípidos séricos elevados em doentes com doença cardíaca isquémica (Oliver, 1962; Oliver 1963; Hellman et al., 1963). No início do ensaio, reconheceu-se que o clofibrato influenciava várias coagulações e que a redução dos lípidos séricos estaria associada a uma menor taxa de morbilidade e mortalidade dos doentes. Além disso, o clofibrato tem um efeito mais profundo na redução dos níveis elevados de triglicéridos plasmáticos (Oliver, 1962; Oliver 1963; Bocos et al., 1996; Shiota et al., 2003; Ansquer et al., 2009) e também reduz os ácidos gordos livres plasmáticos; estas acções não devem ser negligenciadas. Além disso, o clofibrato diminui os níveis de fibrinogénio, aumenta a fibrinólise (Srivastava et al., 1963; Shiota et al., 2003) e reduz a viscosidade anormal das plaquetas (Gilbert e Mustard, 1963; Ansquer et al., 2009).

Efeito do Clofibrato no Músculo Liso Vascular e na Aterogénese

A hipertensão induzida pela angiotensina II (AngII) apresenta anomalias da estrutura vascular (remodelação vascular) e disfunção endotelial. A remodelação vascular consiste em muitos processos, como o crescimento das células musculares lisas vasculares (VSMC), apoptose, inflamação de baixo grau e fibrose vascular (Intengan e Schiffrin, 2001). Além disso, há cada vez mais provas de que a Ang II, através da ativação dos receptores AT1, aumenta a produção de espécies reactivas de oxigénio (ROS) na parede dos vasos, principalmente através da ativação da NADH/NADPH oxidase ligada à membrana nas células vasculares (Griendling et al., 1994; Rajagopalan et al., 1996; Ansquer et al., 2009). Além disso, a Ang II aumenta os genes sensíveis à redox e pró-inflamatórios, como a molécula de adesão celular vascular-1 (VCAM-1) e a molécula de adesão intercelular (ICAM), que desempenham um papel crítico na iniciação e progressão da aterosclerose (Pueyo et al., 2000; Usui et al., 2000; Ansquer et al., 2009). A ativação do PPARα reduz a expressão de genes monocíticos e pró-inflamatórios (Staels et al., 1998; Poynter e Daynes, 1998). Além disso, os activadores do PPARα inibem a óxido nítrico sintase induzível nos macrófagos e evitam a expressão de IL-1 induzida por IL-6 e ciclo-oxigenase-2, bem como a expressão de endotelina-1 induzida por trombina, em resultado de uma regulação transcricional negativa do fator nuclear-kappa B (NFκB) e das vias de sinalização da proteína activadora-1, indicando um novo papel para o PPARα na função endotelial vascular. (Delerive et al., 1999; Fruchart et al., 1999). A ativação do PPARα também inibe a proliferação de VSMC e induz a apoptose em macrófagos e VSMCs humanos. (Terano et al., 1999; Diep et al., 2000) Os efeitos pleiotrópicos dos activadores do PPARα no perfil lipídico plasmático e na inflamação da parede vascular podem contribuir para a inibição da aterogénese (Quy et al., 2002; Ansquer et al., 2009; Srivastava et al., 2011).

Efeito do Clofibrato no Colesterol Hepático

O clofibrato aumentou a excreção biliar do colesterol endógeno no ser humano (Grundy et al., 1972; Pertsemlidis et al., 1974; Ansquer et al., 2009). Além disso, Cohen et al. (1974) registaram uma redução significativa da síntese de colesterol hepático após a administração de clofibrato a ratos. O clofibrato não tem qualquer efeito ou diminui a atividade da 7-α-hidroxilase do colesterol hepático e reduz a excreção biliar de colesterol em ratos (Cohen et al., 1974; Angelin et al., 1976; Mellon et al., 1976). No entanto, isto não foi estudado em animais hiperlipidémicos.

Efeito do Clofibrato no tamanho do enfarte do miocárdio induzido por lesão de I/R

Os ligandos do PPAR-α têm capacidade para reduzir substancialmente o tamanho do enfarte do miocárdio no rato. O aumento do tamanho do enfarte causado pela isquemia regional do miocárdio e pela lesão de reperfusão no rato foi reduzido pelo clofibrato e mostrou uma redução significativa do tamanho do enfarte do miocárdio. O grau de redução do tamanho do enfarte proporcionado pelos agonistas do PPAR-α pode proteger o coração contra a lesão de isquemia-reperfusão (por exemplo, enfarte do miocárdio, transplante cardíaco, cirurgia de bypass) e através da ativação do PPAR-α (Nicole et al., 2002; Wayman et al., 2002; Tian et al., 2006). Os dados demonstram claramente que a aterosclerose coronária, bem como as suas sequelas clínicas incluindo angina, enfarte do miocárdio, morte cardíaca, desenvolvimento de testes de exercício positivos e necessidade de cirurgia de bypass coronário, podem ser alteradas através da modificação do colesterol. Os resultados de um estudo anterior com clofibrato no ensaio de prevenção primária da Organização Mundial de Saúde mostraram reduções nos níveis de colesterol sérico e na incidência de enfarte do miocárdio não fatal (Oliver et al., 1984; RI et al., 1989; Wayman et al., 2002). Em vez disso, o clofibrato tem vários efeitos secundários quando utilizado em adultos em utilizações prolongadas, tais como náuseas, fezes moles, perturbações gastrointestinais, vómitos, cãibras musculares e prurido (Gabilan et al., 1998; Wayman et al., 2002).

Efeito do Clofibrato na Hiperbilirrubinemia Neonatal

O clofibrato é um fármaco eficaz e provavelmente seguro também para a hiperbilirrubinemia neonatal e diminui o tempo necessário para a fototerapia sem efeitos secundários clínicos (Hamid et al., 2008).

Efeito do Clofibrato na Angina

O clofibrato reduziu significativamente todos os eventos (fatais e não fatais) em doentes com angina (todos os tipos de anginas) em ratos, reduzindo os níveis séricos de colesterol, que são responsáveis pela redução da mortalidade e da morbilidade em doentes que apresentam angina (Relatório de um Comité de Investigação da Sociedade Escocesa de Médicos, 1971)

Acções Pleiotrópicas do Fenofibrato no Coração

O fenofibrato, um ativador do recetor alfa ativado por proliferador de peroxissoma (PPAR-α), é um agente hipolipidémico bem conhecido e é geralmente utilizado para tratar a hipertrigliceridemia, a hiperlipidemia e a dislipidemia mista (Hottelart et al., 2002; Kon Koh et al., 2004; Wysocki et al., 2004; Zambon e Cusi,

2007; Balakumar et al., 2011; Saurav et al., 2012). É intrigante que estudos recentes tenham demonstrado numerosos efeitos pleiotrópicos do fenofibrato no coração. Foi demonstrado que o fenofibrato previne a progressão da doença cardíaca hipertensiva, reduzindo a fibrose, a inflamação e a disfunção do miocárdio (Ogata et al., 2004). Além disso, o fenofibrato impediu o desenvolvimento da hipertensão e da inflamação do miocárdio em ratos infundidos com angiotensina-II, diminuindo as expressões cardíacas da molécula de adesão celular vascular-1 (VCAM-1), da molécula de adesão celular endotelial plaquetária (PECAM) e da molécula de adesão intercelular-1 (ICAM-1) (Diep et al., 2004; Sehgal et al., 2012). Foi demonstrado que o fenofibrato previne a progressão da hipertrofia cardíaca, reduzindo a expressão do ARNm da endotelina-1 (ET-1) e as expressões do ARNm do colagénio tipo I e III no coração de ratos com sobrecarga de pressão (Ogata et al., 2002; Sehgal et al., 2012). Além disso, o fenofibrato impediu o desenvolvimento de hipertrofia cardíaca em ratos espontaneamente hipertensos, diminuindo o índice de massa ventricular esquerda, o transdiâmetro dos cardiomiócitos, a área dos cardiomiócitos, a fração do volume de colagénio e a área circunferencial perivascular (Chen et al., 2007; Sehgal et al., 2012). O fenofibrato inibiu a infiltração de macrófagos e linfócitos T no ventrículo esquerdo e diminuiu a concentração plasmática de proteínas C-reactivas (PCR), atenuando assim a progressão da insuficiência cardíaca e melhorando a taxa de sobrevivência em ratos sensíveis ao sal de Dahl (Ichihara et al., 2006). Além disso, foi demonstrado que o fenofibrato atenua a lesão isquémica aguda do miocárdio induzida pelo isoproterenol (Yuan et al., 2008). A apoptose desempenha um papel fundamental na fisiopatologia da cardiomiopatia diabética, e o fenofibrato demonstrou um papel cardioprotector contra a cardiomiopatia diabética em virtude da sua capacidade de prevenir a fibrose cardíaca e inibir os sinais apoptóticos do miocárdio (Baraka et al., 2010). Para além disso, um estudo recente indicou que o fenofibrato diminuiu a apoptose induzida pela aldosterona em miócitos ventriculares de ratos adultos (De Silva et al., 2009). Estes estudos sugerem indiscutivelmente as acções pleiotrópicas cardioprotectoras do fenofibrato, para além dos seus efeitos de redução dos lípidos. À luz deste ponto de vista, a presente revisão centrou-se principalmente nas acções farmacológicas pleiotrópicas do fenofibrato no coração.

Farmacologia do fenofibrato

Do ponto de vista químico, o fenofibrato é um éster 1-metiletil do ácido 2-[4[(4-clorobenzoil) fenoxi]-2-metil-propanoico (Fig. 8). O fenofibrato é um composto lipofílico e é altamente insolúvel em água. A sua absorção aumenta com as refeições e a sua semi-vida é de cerca de 16 horas. A hidrólise da ligação éster converte o fenofibrato em ácido fenofíbrico, uma forma ativa do fenofibrato (Moutzouri et al.,

2010). O ácido fenofíbrico é inactivado nos tecidos hepáticos e renais pela UDP-glucuroniltranferase em ácido fenofíbrico glucuronídeo, sendo excretado principalmente na urina como ácido fenofíbrico e ácido fenofíbrico glucuronídeo (Lebrasseur et al., 2007; Moutzouri et al., 2010). O fenofibrato, ao ativar o PPAR-α, melhora o metabolismo lipídico (Wysocki et al., 2004; Sehgal et al., 2012). Além disso, o fenofibrato aumenta a depuração do LDL e reduz o LDL pequeno e denso, modulando a síntese e o catabolismo das fracções de VLDL.

Além disso, o fenofibrato é utilizado para reduzir os níveis de colesterol em doentes dislipidémicos e hiperlipidémicos e os níveis de triglicéridos em doentes hipertrigliceridémicos (Farnier et al., 2008).

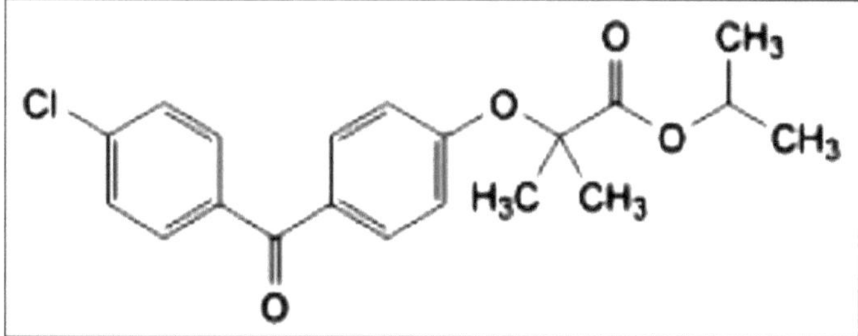

Figura 8: Estrutura química do fenofibrato

Potenciais cardioprotectores do fenofibrato

Numerosos estudos revelaram que o fenofibrato tem a capacidade de proporcionar proteção miocárdica através das suas acções diretas no sistema cardiovascular, para além dos seus efeitos de redução dos lípidos (Fig. 9).

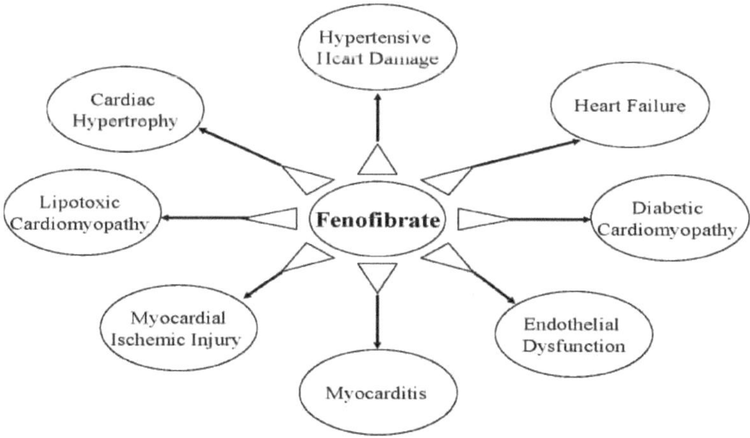

Figura 9: Efeitos pleiotrópicos do fenofibrato no coração

Fenofibrato e doenças cardíacas hipertensivas

A hipertensão persistente aumenta o risco de anomalias cardiovasculares. Foi demonstrado que o fenofibrato reduz a pressão arterial em ratos espontaneamente hipertensos propensos a acidentes vasculares cerebrais e em ratos sensíveis ao sal de Dahl (Shatara et al., 2000). O fenofibrato preveniu a lesão cardíaca hipertensiva e a fibrose miocárdica, reduzindo a expressão do gene inflamatório do miocárdio mediada pelo fator nuclear kappa-B (NF-κB) em ratos hipertensos DOCA (acetato de desoxicorticosterona) (Ogata et al., 2004). Além disso, o fenofibrato preveniu a fibrose cardíaca e anulou a expressão excessiva do ARNm pré-pro-ET-1 no ventrículo esquerdo de ratos hipertensos com DOCA (Iglarz et al., 2003). Além disso, o fenofibrato impediu o desenvolvimento de hipertensão, inflamação do miocárdio e fibrose em ratos infundidos com angiotensina-II, diminuindo as expressões cardíacas de VCAM-1, PECAM, ICAM-1 e transformando o fator de crescimento-β e a deposição de colagénio (Diep et al., 2004; Sehgal et al., 2012). Curiosamente, a administração de fenofibrato em combinação com rosiglitazona, um agonista PPAR-γ, em ratos infundidos com angiotensina-II atenuou marcadamente o desenvolvimento da hipertensão, corrigiu as anomalias estruturais vasculares, melhorou a função endotelial e reduziu o stress oxidativo e a inflamação vascular (De Ciuceis et al., 2007). Além disso, o fenofibrato em combinação com o candesartan, um bloqueador dos receptores da angiotensina-II-AT1, demonstrou um efeito protetor em doentes hipertrigliceridémicos-hipertensos, diminuindo os níveis plasmáticos de malondialdeído e de PCR (Koh et al., 2006). O fenofibrato exerceu efeitos protectores na remodelação cardíaca em ratos espontaneamente hipertensos, diminuindo a expressão cardíaca de cfos e c-jun, e suprimindo a formação de heterodímeros c-fos/c-jun, o que foi sugerido para inibir ainda mais a transcrição de genes a jusante envolvidos na patogénese da hipertrofia ventricular esquerda induzida pela hipertensão (Li CB et al., 2009). Em conjunto, estes estudos revelaram o potencial do fenofibrato na prevenção de anomalias cardiovasculares hipertensivas.

Fenofibrato e hipertrofia cardíaca

A hipertrofia cardíaca é um fator de risco dominante para o desenvolvimento de anomalias cardíacas (Balakumar et al., 2010). De facto, um número substancial de estudos relatou a eficácia do fenofibrato na melhoria da hipertrofia cardíaca. A produção de ET-1, um potente peptídeo vasoconstritor, está aumentada no coração hipertrofiado, que é acompanhado de fibrose cardíaca. Poucos estudos relataram a ação preventiva do fenofibrato sobre a produção cardíaca de ET-1. Foi demonstrado que o tratamento com fenofibrato atenuava o desenvolvimento de hipertrofia cardíaca em ratos com banda aórtica com sobrecarga de pressão, reduzindo a expressão do ARNm da ET-1, as expressões do ARNm do colagénio tipo I e III e a fibrose intersticial e perivascular (Ogata et al., 2002). Outros estudos efectuados por Liang et al.

(2003) demonstraram que o fenofibrato suprimia o aumento dependente da hipertrofia da síntese proteica e da área de superfície celular em cardiomiócitos de ratos neonatos expostos à ET-1. Posteriormente, foi demonstrado que o fenofibrato impedia a hipertrofia induzida pela ET-1 em cardiomiócitos de ratos neonatos em cultura, inibindo o aumento da expressão do gene c-Jun mediado pela ET-1 e a fosforilação da c-jun-N-terminal quinase (JNK) (Irukayama-Tomobe et al., 2004). Além disso, o tratamento com fenofibrato impediu o desenvolvimento de hipertrofia ventricular esquerda, inibindo a expressão de genes relacionados com a hipertrofia, incluindo ET-1, peptídeo natriurético cerebral e mRNA da cadeia pesada da beta-miosina em ratos com banda aórtica (Irukayama-Tomobe et al., 2004). Do mesmo modo, Li et al. (2007) demonstraram que o fenofibrato inibia a fosforilação/inativação induzida pela ET-1 da glicogénio sintase quinase-3-beta (GSK-3β), uma proteína anti-hipertrófica. Curiosamente, os autores deste estudo observaram que o fenofibrato em cardiomiócitos preveniu a translocação nuclear induzida pela ET-1 do fator nuclear das células T activadas (NFATc4), um fator de transcrição que regula a indução da hipertrofia cardíaca (Li et al., 2007). O potencial anti-hipertrófico do fenofibrato foi confirmado pelo facto de o fenofibrato ter regredido a hipertrofia ventricular esquerda, independentemente da sua atividade hipolipemiante, em ratos espontaneamente hipertensos, aumentando a expressão do PPAR-α no miocárdio e, consequentemente, diminuindo o índice de massa ventricular esquerda, o transdiâmetro dos cardiomiócitos, a área dos cardiomiócitos, a fração do volume de colagénio e a área circunferencial perivascular (Wayman et al, 2002; Chen et al., 2007; Miyazaki et al., 2010; Salehi et al., 2012). Além disso, o tratamento com fenofibrato e rosiglitazona, isoladamente ou em combinação, impediu a hipertrofia cardíaca em ratos, atenuando o aumento induzido pela constrição aórtica abdominal parcial no peso do ventrículo esquerdo (LV) em relação ao peso corporal (LVW / BW), espessura da parede do LV, conteúdo de proteína do LV e conteúdo de colágeno do LV (Wayman et al., 2002; Rose et al., 2007; Miyazaki et al., 2010; Salehi et al., 2012). O papel fundamental do PPAR-α na modulação/prevenção da hipertrofia cardíaca foi confirmado por Smeets et al. (Smeets et al., 2008). Os autores mostraram que a constrição aórtica transversa (TAC) resultou num aumento mais pronunciado do peso do VE e da espessura da parede do VE em ratinhos tratados com PPAR-α em comparação com ratinhos de tipo selvagem. Além disso, o TAC deprimiu significativamente a fração de ejeção do VE e a contratilidade do VE em ratinhos tratados com PPAR-α do que em ratinhos de tipo selvagem. Além disso, a TAC aumentou acentuadamente os níveis de ARNm de genes marcadores hipertróficos (fator natriurético atrial, alfa-actina esquelética), fibróticos (colagénio 1, metaloproteinase-2 da matriz) e inflamatórios (interleucina-6, fator de necrose tumoral alfa, ciclooxigenase-2) em animais tratados com PPAR-α do que em ratinhos de tipo selvagem (Smeets et al., 2008). Vale a pena mencionar que o tratamento com fenofibrato em ratinhos de tipo selvagem sujeitos a sobrecargas de pressão crónicas melhorou a função cardíaca e reduziu a remodelação cardíaca. No entanto, o mesmo tratamento em ratinhos deficientes em PPAR-α sujeitos a sobrecarga de pressão aumentou a hipertrofia do miocárdio, a fibrose cardíaca e também a taxa de mortalidade (Duhaney et al., 2007; Qin et al., 2010; Salehi et al., 2012). Assim, a presença cardíaca de PPAR-α pode desempenhar um papel fundamental na mediação dos efeitos cardioprotectores do fenofibrato e, pelo contrário, na condição de regulação negativa ou ausência de PPAR-α, os fenofibratos podem ter exercido acções miocárdicas deletérias. No seu conjunto, pode sugerir-se que as propriedades anti-inflamatórias e anti-fibróticas e o efeito preventivo direto na transcrição de genes hipertróficos do miocárdio podem explicar a ação anti-hipertrófica do fenofibrato.

Fenofibrato e insuficiência cardíaca

A insuficiência cardíaca é o resultado de várias doenças cardiovasculares, incluindo a hipertrofia cardíaca crónica e a hipertensão. A hipertrofia cardíaca é um dos principais factores de previsão do desenvolvimento de insuficiência cardíaca (Balakumar et al., 2010; Balakumar et al., 2011; Pettersen et al., 2012). Estudos recentes sugeriram que o fenofibrato tem um potencial para prevenir a progressão da insuficiência cardíaca. Um estudo interessante demonstrou que o fenofibrato atenuou a progressão da disfunção cardíaca e da insuficiência cardíaca em ratos Dahl sensíveis ao sal alimentados com dieta rica em sal, inibindo a infiltração de macrófagos e linfócitos T no ventrículo esquerdo e diminuindo a concentração plasmática de PCR e a resposta inflamatória do miocárdio (Ichihara et al., 2010; Balakumar et al., 2011; Pettersen et al., 2012). Além disso, foi relatado que o fenofibrato atenuou o desenvolvimento de insuficiência cardíaca induzida por estimulação em porcos, impedindo a expressão excessiva de mRNA de TNF-α e aumentando a atividade da catalase no ventrículo esquerdo e, assim, atenuando a redução na fração de ejeção do ventrículo esquerdo (Brigadeau et al., 2007; Pettersen et al., 2012). Foi demonstrado que o tratamento com fenofibrato provoca uma melhoria modesta da função cardíaca durante a progressão da doença, reduzindo a pressão diastólica final do ventrículo esquerdo e alterando as vias metabólicas cardíacas, nomeadamente aumentando a oxidação dos ácidos gordos livres em cães com insuficiência cardíaca induzida por estimulação (Labinskyy et al., 2007). Recentemente, foi demonstrado que o fenofibrato melhorou a inflamação vascular em doentes com insuficiência cardíaca congestiva, diminuindo as cascatas inflamatórias (Huang et al., 2009; Pettersen et al., 2012).

Assim, pode sugerir-se que o fenofibrato pode ter um potencial para prevenir moderadamente a progressão da insuficiência cardíaca.

Fenofibrato e miocardite, e outras anomalias cardíacas

Foi demonstrado que o fenofibrato previne a progressão da miocardite através do aumento da expressão do gene que codifica a interleucina-10, uma citocina anti-inflamatória (Maruyama et al., 2002; Sehgal et al., 2012). A ativação do PPAR-α pelo fenofibrato impediu a cardiomiopatia lipotóxica prejudicial em ratos, melhorando a energia cardíaca e o metabolismo lipídico (Wayman et al., 2002; Asai et al., 2006; Pettersen et al., 2012). Além disso, o fenofibrato preveniu a disfunção cardíaca induzida pela endotoxemia em ratos, melhorando a contratilidade cardíaca e a sensibilidade do miofilamento ao Ca^{2+} (Jozefowicz et al., 2007; Balakumar et al., 2011). O tratamento crónico com fenofibrato reduziu a apoptose induzida por palmitato em cardiomiócitos neonatais de ratinhos, aumentando a expressão de PPAR-α (Kong e Rabkin et al., 2004). Um estudo recente indicou que o fenofibrato diminuiu a apoptose induzida pela aldosterona em miócitos ventriculares de ratos adultos através da inibição da fosforilação da c-Jun NH2-terminal kinase (JNK) e da regulação negativa de mediadores pró-apoptóticos como a Bax e a caspase-3 (De Silva et al., 2009; Balakumar et al., 2011; Teayoun e Qinglin, 2013). Além disso, um estudo potencial demonstrou que o fenofibrato atenuou a lesão isquémica aguda do miocárdio induzida pelo isoproterenol, reduzindo a necrose do miocárdio e a relação peso do coração/peso corporal e melhorando a utilização de ácidos gordos livres em ratos através de uma ativação das vias de sinalização PPAR-α no coração (Yuan et al., 2008; Teayoun e Qinglin, 2013). O fenofibrato impediu a progressão da cardiomiopatia diabética no rato diabético Zucker, reduzindo a fibrose cardíaca (Forcheron et al., 2009). Do mesmo modo, o fenofibrato preveniu a cardiomiopatia diabética diminuindo o LVW/BW e os níveis cardíacos de caspase-3 e TNF-α em ratos diabéticos (Baraka e AdelGawad, 2010). Os principais mecanismos de sinalização envolvidos nas acções pleiotrópicas cardíacas do fenofibrato foram descritos na (Fig. 10). A disfunção do endotélio vascular, um revestimento mais interno dos vasos sanguíneos, resulta numa diminuição da vasodilatação e em ambientes pró-inflamatórios e pró-trombóticos. A redução da produção de óxido nítrico e o aumento do stress oxidativo na parede dos vasos conduzem frequentemente ao desenvolvimento de disfunção endotelial vascular (Kaur et al., 2010; Hamed et al., 2011). A disfunção do endotélio vascular é considerada uma caraterística de várias doenças cardiovasculares, incluindo a hipertensão, a aterosclerose, a insuficiência cardíaca e o enfarte do miocárdio (Kaur et al., 2010; Balakumar et al., 2011). Vale a pena mencionar que o fenofibrato regula positivamente a expressão da óxido nítrico sintase endotelial (eNOS) (Goya et al.,

2004; Walker et al., 2012) e possui propriedades anti-oxidantes (Kaur et al., 2010). A ativação do PPAR-α pelo fenofibrato protegeu contra a lesão isquémica do miocárdio e melhorou a vasodilatação endotelial em ratinhos (Tabernero et al., 2002). Os corações de ratinhos PPAR-α nulos apresentam uma maior suscetibilidade a danos isquémicos. No entanto, o tratamento com fenofibrato reduziu o tamanho do enfarte do miocárdio e melhorou a disfunção contrátil pós-isquémica (Tabernero et al., 2002; Balakumar et al., 2011). Além disso, o fenofibrato melhorou a vasodilatação mediada pelo endotélio e pelo óxido nítrico na aorta. Os autores deste estudo sugeriram que o fenofibrato exerceu um efeito cardioprotector contra a isquemia e melhorou a resposta mediada pelo óxido nítrico, provavelmente através do aumento da capacidade antioxidante da parede do vaso (Tabernero et al., 2002; Hamed et al., 2011). Este estudo revelou perspectivas terapêuticas dos agonistas do PPAR-α na lesão isquémica do miocárdio e nas doenças cardiovasculares associadas à disfunção endotelial. Adicionalmente, o potencial protetor endotelial direto do fenofibrato foi demonstrado em ratos aos quais foi administrada lipoproteína de baixa densidade (Yang et al., 2004; Ghani et al., 2013). O fenofibrato preveniu a disfunção endotelial vascular em ratos diabéticos, reduzindo o stress oxidativo, melhorando a integridade do endotélio vascular e aumentando a produção e a biodisponibilidade do óxido nítrico (Del Campo et al., 2011; Balakumar et al., 2011; Ghani et al., 2013). O potencial protetor endotelial do fenofibrato foi confirmado no nosso estudo recente, segundo o qual o tratamento com fenofibrato impediu de forma acentuada o desenvolvimento de disfunção endotelial vascular em ratos aos quais foi administrada nicotina ou arsenito de sódio. As propriedades adicionais do fenofibrato, como a ativação da eNOS e a geração de NO nos vasos e a consequente redução do stress oxidativo, desempenharam um papel fundamental na melhoria da integridade e da função do endotélio vascular (Kaur et al., 2010; Del Campo et al., 2011; Ghani et al., 2013).

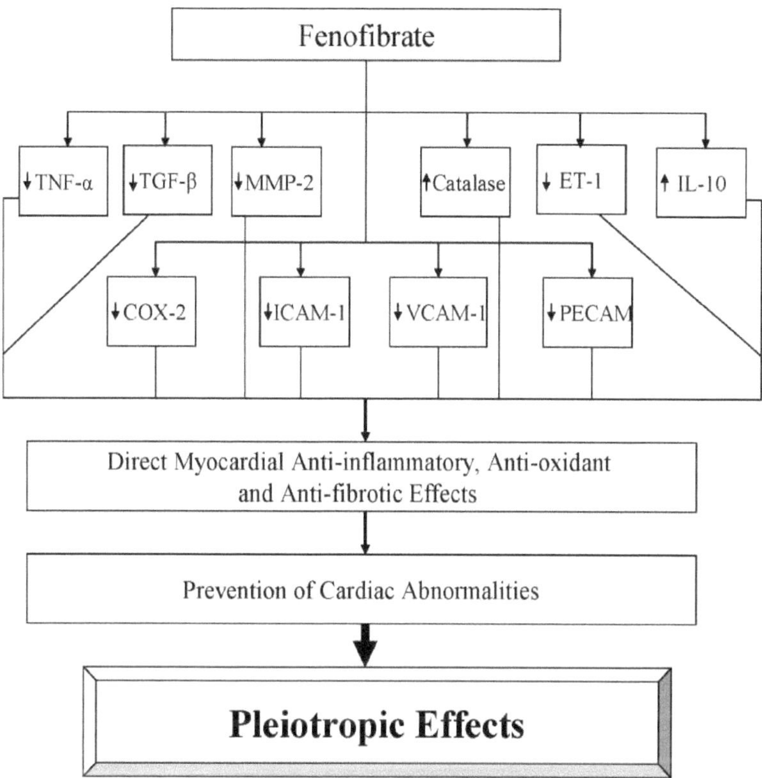

Figura 10: Principais mecanismos de sinalização envolvidos nas acções pleiotrópicas do fenofibrato na prevenção de anomalias cardíacas

TNF-α, fator necrótico tumoral-alfa; TGF-β, fator de crescimento transformador-beta; ET-1, endotelina-1; IL-10, interleucina 10; COX-2, ciclooxigenase-2; ICAM-1, molécula de adesão celular intracelular; VCAM-1, molécula de adesão celular vascular; PECAM, molécula de adesão celular endotelial plaquetária; MMP-2, metaloproteinase-2 da matriz

Capítulo 3

Materiais e métodos

Animais de laboratório

No presente estudo foram utilizados ratos albinos Wistar de ambos os sexos, pesando cerca de 180-220 g. Foram alimentados com uma dieta padrão (Ashirwad Industries [P] Ltd., Punjab, Índia) e receberam água ad libitum. Foram alojados num biotério do departamento e expostos a ciclos de 12 horas de luz e escuridão. Todos os animais foram mantidos de acordo com as diretrizes relativas aos cuidados e à utilização de animais de laboratório. O protocolo do estudo foi aprovado pelo Comité Institucional de Ética Animal.

Hiperlipidemia induzida pela dieta

A hiperlipidemia experimental foi produzida através da alimentação de ratos com uma dieta rica em gordura (caseína, 200 g; óleo de coco, 250 g; colesterol, 10 g; ácido cólico, 5 g; sacarose, 484 g; cloreto de colina, 2 g; DL-metionina, 4 g; mistura de vitaminas, 10 g; mistura mineral, 35 g foram adicionados para fazer 1,0 kg de dieta) durante um período de 28 dias (Zulet et al., 1999). A mistura mineral era composta por NaCl, 5,57 g; KCl, 32 mg; MgSO4, 2,29 g; FeSO4.7H2O, 108 g; CaHPO4, 70 mg; CuSO4.5H2O, 0,1 mg; MnSO4.H2O, 0,01 mg; ZnSO4.H2O, 28,7 mg; KI, 0,025 mg; COCl2.6H2O, 9 mg e MgO, 0,15 mg. Além disso, a mistura de vitaminas era composta por acetato de retinol, 5000 UI; colecalciferol, 400 UI; 7-dehidrocolesterol, 2000 UI; acetato de tocoferilo, 15 mg; cloridrato de tiamina, 5 mg; riboflavina, 5 mg; nicotinamida, 45 mg; D-pantenol, 5 mg; cloridrato de piridoxina, 2 mg; ácido ascórbico, 75 mg; ácido fólico, 1000 μg e cianocobalamina, 5 μg.

Avaliação da hiperlipidemia induzida pela dieta

A hiperlipidemia foi determinada através da estimativa dos níveis de colesterol total, lipoproteínas de alta densidade (HDL), lipoproteínas de baixa densidade (LDL), lipoproteínas de densidade muito baixa (VLDL) e triglicéridos no soro sanguíneo, utilizando kits disponíveis no mercado. Os valores foram expressos em mg/dl.

(A) Estimativa dos níveis séricos de colesterol total e de lipoproteínas de alta densidade (HDL)

Os níveis séricos de colesterol total e de HDL foram estimados espectrofotometricamente (espetrofotómetro UV1, Thermo Electron Corporation, Inglaterra) a 505 nm pelo método de Allain et al. (1974), utilizando um kit disponível no mercado (Monozyme India Ltd., Secunderabad, Índia).

$$\text{Cholesterol ester} \xrightarrow{\text{CHE} + H_2O} \text{Cholesterol + Free Fatty acids}$$

$$\text{Cholesterol} \xrightarrow{\text{CHOD} + O_2} \text{Chol-4-en-3-one} + H_2O_2$$

$$H_2O_2 + \text{Phenol + 4-Aminoantipyrine} \xrightarrow{\text{POD}} \text{Red Quinoneimine Complex} + H_2O$$

Os ésteres de colesterol foram hidrolisados em colesterol e ácidos gordos livres pela hidrolase de ésteres de colesterol. O colesterol livre produzido foi oxidado pela colesterol oxidase em colest-4-en-3-ona com a produção simultânea de peróxido de hidrogénio. O peróxido de hidrogénio acoplou-se oxidativamente à 4-aminoantipirina e ao fenol na presença de peroxidase para produzir um complexo vermelho de quinoneimina com absorção máxima a 500-505 nm. A intensidade da cor desenvolvida obedeceu à lei de Beer e a quantidade de colesterol total e de HDL presentes na amostra foi proporcional ao aumento da absorvância devido à formação do complexo de quinoneimina medido espectrofotometricamente (espetrofotómetro UV1, Thermo Electron Corporation, Inglaterra) a 505 nm.

Cerca de 2.000 µl de sangue foram coletados do seio retro-orbital e transferidos para tubos heparinizados. O soro foi separado após centrifugação a 3000 rpm durante 15 minutos. Foram pipetados 300 µl de reagente de precipitação e adicionados a 200 µl de soro num tubo eppendorf. Os conteúdos foram bem misturados, mantidos à temperatura ambiente durante 10 minutos e depois centrifugados a 3000 rpm durante 10 minutos para obter um sobrenadante claro. Para tal, adicionaram-se 1000 µl de reagente enzimático a 10 µl de água destilada, 10 µl de padrão de colesterol (200 mg/dl), 10 µl de soro e 100 µl de sobrenadante obtido a partir do procedimento acima referido para preparar o branco, o padrão, a amostra de teste de colesterol total e a amostra de teste de nível HDL, respetivamente. Os conteúdos de todos os tubos de ensaio foram bem misturados e incubados durante 5 minutos a 37°C. A absorvância do padrão e dos testes foi medida espectrofotometricamente (espetrofotómetro UV1, Thermo Electron Corporation, Inglaterra) em relação ao branco a 505 nm. Os níveis séricos de colesterol total e de HDL foram calculados através das seguintes fórmulas:

Nível de colesterol total

Colesterol total sérico = Abs. do teste de colesterol / Abs. do padrão x 200

Nível de HDL

Nível sérico de HDL = Abs. do teste de HDL / Abs. do padrão x 50

(B) Estimativa dos níveis séricos de triglicéridos

Os triglicéridos séricos foram estimados espectrofotometricamente (espetrofotómetro UV1, Thermo Electron Corporation, Inglaterra) a 546 nm pelo método enzimático da glicerol fosfato oxidase/peroxidase (GPO/POD) (Werner et al., 1981) utilizando um kit disponível no mercado (Kamineni Life Sciences [P] Ltd., Hyderabad, Índia).

$$\text{Triglycerides} + H_2O \xrightarrow{\text{Lipases}} \text{Glycerol} + \text{Fatty acids}$$

$$\text{Glycerol} + \text{ATP} \xrightarrow{\text{GK}} \text{Glycerol-3-Phpsphate (G-3-P)} + \text{ADP}$$

$$\text{Glycerol-3-Phpsphate (G-3-P)} + O_2 \xrightarrow{\text{GPO}} H_2O_2 + \text{Dihydroxyacetone phosphate}$$

$$H_2O_2 + \text{4-aminantipyrine} + \text{ESPAS} \xrightarrow{\text{POD}} \text{Purplish Brown Quinoneimine Complex} + H_2O + \text{Hpl}$$

Os triglicéridos do soro foram hidrolisados em glicerol e ácidos gordos livres por lipases. Na presença de ATP e de glicerol quinase, o glicerol foi convertido em glicerol-3-fosfato, que foi depois oxidado pela GPO para produzir peróxido de hidrogénio. A peroxidase catalisou a conversão de peróxido de hidrogénio, 4-aminoantipirina e ESPAS num complexo colorido de quinoneimina mensurável a 546 nm. A intensidade da cor desenvolvida obedeceu à lei de Beer e foi proporcional ao aumento da absorvância devido à formação do complexo de quinoneimina castanho-púrpura medido espectrofotometricamente (Espectrofotómetro UV1, Thermo Electron Corporation, Inglaterra) a 546 nm.

1000 µl de reagente de triglicéridos de trabalho foram adicionados a 10 µl de água destilada, 10 µl de reagente de triglicéridos padrão (200 mg/dl) e 10 µl de soro para preparar o branco, o padrão e a amostra de teste, respetivamente. Os conteúdos de todos os tubos de ensaio foram bem misturados e incubados a 37°C durante 10 min. Em seguida, a absorvância da amostra de ensaio e do padrão foi medida espectrofotometricamente (espetrofotómetro UV1, Thermo Electron Corporation, Inglaterra) em relação ao branco a 546 nm. Os níveis de triglicéridos no soro foram calculados utilizando a seguinte fórmula:

Nível de triglicéridos

Níveis séricos de triglicéridos (mg/dl) = Abs. do teste / Abs. do padrão x 200

(C) Estimativa dos níveis de lipoproteínas de muito baixa densidade (VLDL) e de lipoproteínas de baixa densidade (LDL)

As concentrações de VLDL e LDL foram calculadas com base na equação de Friedewald (Friedewald et al., 1972)

Nível de VLDL

Níveis séricos de VLDL (mg/dl) = Nível de triglicéridos/ 5, e

Nível de LDL

Níveis séricos de LDL (mg/dl) = Colesterol total-(nível de HDL + nível de VLDL).

Preparação de coração isolado de rato

A heparina (500U *i.p.*) foi administrada cerca de 20 minutos antes do sacrifício do animal por deslocamento cervical. O coração foi rapidamente excisado e imediatamente montado no aparelho de Langendorff (Langendorff, 1895). O coração foi envolvido por um invólucro de parede dupla, cuja temperatura foi mantida pela circulação de água aquecida a 37°C. O coração isolado foi perfundido retrogradamente a uma pressão de perfusão constante de 70 mm Hg com solução de Kreb's Henseleit (K-H) (NaCl, 118 mM; KCl, 4,7 mM; $CaCl_2$, 2.5 mM; $MgSO_4.7H_2O$, 1,2 mM; $NaHCO_3$, 25 mM; KH_2PO_4, 1,2 mM e $C_6H_{12}O_6$, 11 mM), pH 7,4, mantida a 37°C e borbulhada com carbogénio (95% de oxigénio e 5% de dióxido de carbono). A taxa de fluxo coronário foi mantida em 7-9 ml/min usando o parafuso de Hoffman. A isquemia global foi produzida por 30 min bloqueando o influxo de solução de Kreb Henseleit e foi seguida de reperfusão por 120 min após 10 min de estabilização. O efluente coronário foi colhido antes da isquemia; imediatamente, 5 min, 30 min e 120 min após a reperfusão para estimativa da desidrogenase láctica (LDH) e creatina quinase (CK-MB).

Pré-condicionamento isquémico

Corações normais e hiperlipidémicos perfundidos em Langendorff foram submetidos a quatro episódios de isquemia seguidos de reperfusão, cada um compreendendo 5 min de oclusão e 5 min de reperfusão, para produzir pré-condicionamento isquémico.

Avaliação da lesão do miocárdio

A lesão miocárdica induzida pela I/R foi avaliada estimando a libertação de lactato desidrogenase (LDH) e creatina quinase (CK-MB) no efluente coronário e medindo o tamanho do enfarte no coração.

(a) Estimativa da LDH e da CK-MB

A lesão miocárdica foi avaliada através da medição da libertação de LDH e CK-MB no efluente coronário, utilizando os kits enzimáticos disponíveis no mercado (Vital Diagnostics, Thane, Maharastra, Índia). A LDH foi medida no efluente coronário pelo método cinético-UV, que se baseia no princípio de que a LDH catalisa a oxidação do lactato em piruvato, acompanhada pela redução simultânea de NAD em NADH. A atividade da LDH é proporcional ao aumento da absorvância devido à redução do NAD. A atividade da LDH é expressa em U/L utilizando a fórmula Atividade da LDH (U/L) = ΔA/min × 3376. A Ck-MB foi medida no efluente coronário pelo método de imuno-inibição, que se baseia no princípio de que a fração CK-M da CK-MM na amostra é completamente inibida pelo anticorpo CK-M presente no reagente. Em seguida, mede-se a atividade da fração CK-B e a atividade da CK-MB é expressa em U/L utilizando a fórmula: Atividade da CK-MB (U/L) = ΔA^in × 6752.

(b) Medição do tamanho do enfarte

Os corações foram retirados do aparelho de Langendorff. Ambas as aurículas, a raiz da aorta e o ventrículo direito foram excisados e o ventrículo esquerdo foi mantido durante a noite a -4°C. O ventrículo congelado foi cortado em secções uniformes de 23 mm de espessura. As fatias foram incubadas numa solução de cloreto de trifeniltetrazólio (TTC) a 1% em tampão tris 0,1 M, de pH 7,8, durante 20 minutos a 37°C. A coloração TTC reage com a enzima desidrogenase na presença do cofator NADH para formar um pigmento formazon nas células viáveis, que é de cor vermelho tijolo. A célula infartada que perdeu a enzima desidrogenase permanece sem coloração. Assim, a porção infartada do miocárdio permanece sem coloração, enquanto o miocárdio viável normal é corado a vermelho tijolo com TTC. O tamanho do enfarte foi medido macroscopicamente utilizando o método do volume (Lie et al., 1975; Fishbein et al., 1981; Chopra et al., 1992; Parikh e Singh, 1999).

Avaliação do stress oxidativo

O ventrículo esquerdo de um coração recentemente excisado foi picado e homogeneizado em tampão fosfato 0,05 M gelado (pH 7,4) utilizando um homogeneizador de Teflon. O sobrenadante claro do homogenato foi utilizado para estimar a substância reactiva ao ácido tiobarbitúrico (TBARS) e o glutatião reduzido (GSH).

(a) Estimativa da TBARS

A medição quantitativa de TBARS, um índice de peroxidação lipídica no coração, foi efectuada de acordo com o método de Ohkawa et al. (1979). Pipetou-se 0,2 ml do homogeneizado sobrenadante para um tubo de ensaio, seguindo-se a adição de 0,2 ml de dodecil sulfato de sódio (SDS) a 8,1%, 1,5 ml de ácido acético a 30% (pH 3,5), 1,5 ml de ácido tiobarbitúrico a 0,8% e o volume foi completado até 4 ml com água destilada. Os tubos de ensaio foram incubados durante 1 hora a 95°C, depois arrefecidos e adicionados 1 ml de água destilada, seguido da adição de 5 ml de mistura n-butanol-piridina (15:1 v/v). Os tubos de ensaio foram centrifugados a 4000 g durante

10 minutos. A absorvância da cor rosa desenvolvida foi medida espectrofotometricamente (espetrofotómetro UV1, Thermo Electron Corporation, Inglaterra) a 532 nm. Foi preparada uma curva de calibração padrão utilizando 1-10 nM de 1,1,3,3-tetrametoxipropano (Fig. 11). O valor de TBARS foi expresso em nanomoles por gm de peso de tecido húmido (Ohkawa et al., 1979; Singh et al., 2008).

(b) Estimativa da produção de aniões superóxidos

O coração foi cortado em secções transversais e colocado em 5 ml de solução tampão K-H contendo 100 μM de nitroblutetrazólio (NBT) e incubado a 37°C durante 1,5 horas. A redução do NBT foi interrompida pela adição de 5 ml de HCL 0,5 N. O coração foi picado e homogeneizado numa mistura de NaOH 0,1 N e SDS 0,1% em água contendo 40 mg/l de ácido dietileno triamina pentaacético (DTPA). A mistura foi centrifugada a 20000 g durante 20 minutos e os pellets resultantes foram ressuspensos em 1,5 ml de piridina e mantidos a 80°C durante 1,5 horas para extrair o formazão. A mistura foi centrifugada a 10000 g durante 10 minutos e a absorvância do formazão foi determinada espectrofotometricamente (espetrofotómetro UV1, Thermo Electron Corporation, Inglaterra) a 540 nm. A quantidade de NBT reduzido foi calculada utilizando a seguinte fórmula: Quantidade de NBT reduzido=A.V/(T.Wt.s.l), em que A é a absorvância, V é o volume da solução (1,5 ml), T é o tempo durante o qual os anéis foram incubados com NBT (90 min), Wt é o peso húmido do coração, ε é o coeficiente de extinção (0,72 L/mM/mm) e l é o comprimento do trajeto da luz (10 mm). Os resultados foram expressos como NBT reduzido em picomoles por minuto por mg de tecido húmido (Wang et al., 1998; Singh et al., 2008).

(c) Estimativa do glutatião reduzido

O teor de glutatião reduzido (GSH) no coração foi estimado utilizando o método de Beutler et al. (1963). O sobrenadante do homogenato foi misturado com ácido tricloroacético (10% p/v) na proporção de 1:1. Os tubos foram centrifugados a 1000 g durante 10 minutos a 4°C. O sobrenadante obtido (0,5 ml) foi misturado com 2 ml de hidrogenofosfato dissódico 0,3 M. Em seguida, adicionou-se 0,25 ml de DTNB 0,001 M recentemente preparado [(5,5'-ditiobis (ácido 2- nitrobenzóico) dissolvido em ácido cítrico a 1% p/v] e a absorvância foi anotada espectrofotometricamente (espetrofotómetro UV1, Thermo Electron Corporation, Inglaterra) a 412 nm. Foi traçada uma curva padrão utilizando 5-50 μM da forma reduzida de glutatião (Fig. 12) e os resultados foram expressos em micromoles de glutatião reduzido por mg de peso de tecido húmido (Beutler et al., 1963; Singh et al., 2008).

Protocolo experimental

Dezoito grupos foram utilizados no presente estudo e cada grupo era composto por oito animais. Uma representação esquemática do protocolo experimental é mostrada na Fig. 11. Em todos os grupos, o coração de rato isolado e perfundido foi deixado estabilizar por 10 minutos por perfusão com solução de K-H.

Grupo I (Controlo normal): O coração de rato normal isolado foi perfundido durante 150 min com solução de K-H após 10 min de estabilização.

Grupo II (I/R-Controlo): Coração isolado de rato normal, após 10 min de estabilização, foi submetido a 30 min de isquemia global seguida de 120 min de reperfusão.

Grupo III (Clofibrato Per se Controlo Normal): O rato recebeu Clofibrato (300mg/kg/dia, *i.p.*) durante 2 semanas. Após 2 semanas, o coração isolado de rato normal foi perfundido durante 150 minutos com solução de K-H após 10 minutos de estabilização.

Grupo IV (Fenofibrato Per se Controlo Normal): O rato recebeu fenofibrato (100mg/kg/dia, *i.p.*) durante 2 semanas. Após 2 semanas, o coração isolado de rato normal foi perfundido durante 150 min com solução K-H após 10 min de estabilização.

Grupo V (Pré-condicionado Isquémico): Após 10 min de estabilização, o coração normal de rato foi submetido a quatro episódios, cada um composto por 5 min de isquemia global seguidos por 5 min de reperfusão para produzir o CIP. Após quatro episódios de CIP, o coração foi submetido a 30 min de isquemia global seguidos de 120 min de reperfusão.

Grupo VI (Controlo de I/R tratado com Clofibrato): O rato recebeu Clofibrato (300mg/kg/dia, *i.p.*) durante 2 semanas. Após 2 semanas, o coração isolado de rato normal foi submetido a 30 minutos de isquemia global, seguidos de 120 minutos de reperfusão após 10 minutos de estabilização.

Grupo VII (Controlo de I/R tratado com fenofibrato): O rato recebeu fenofibrato (100mg/kg/dia, *i.p.*) durante 2 semanas. Após 2 semanas, o coração isolado de rato normal foi submetido a 30 minutos de isquemia global, seguidos de 120 minutos de reperfusão após 10 minutos de estabilização.

Grupo VIII (Pré-condicionado isquémico tratado com Clofibrato): O rato recebeu Clofibrato (300mg/kg/dia, *i.p.*) durante 2 semanas. Após 2 semanas, o coração isolado de rato normal foi submetido a CIP, tal como referido no grupo V, seguido de 30 minutos de isquemia global e 120 minutos de reperfusão.

Grupo IX (Pré-condicionado isquémico tratado com fenofibrato): O rato recebeu fenofibrato (100 mg/kg/dia, *i.p.*) durante 2 semanas. Após 2 semanas, o coração isolado de rato normal foi submetido a um pré-condicionamento isquémico, tal como mencionado no grupo V, seguido de 30 minutos de isquemia global e 120 minutos de reperfusão.

Grupo X (Controlo Hpl): O coração isolado de ratos hiperlipidémicos foi perfundido durante 150 min com solução de K-H após 10 min de estabilização.

Grupo XI (Controlo Hpl-I/R): O coração isolado de ratos hiperlipidémicos foi submetido a 30 min de isquemia global seguida de 120 min de reperfusão após 10 min de estabilização.

Grupo XII (Clofibrato Per se Hpl-Controlo): O rato recebeu Clofibrato (300mg/kg/dia, *i.p.*) durante 2 semanas. Após 2 semanas, o coração isolado do rato hiperlipidémico foi perfundido durante 150 min com solução de K-H após 10 min de estabilização.

Grupo XIII (Fenofibrato Per se Hpl-Controlo): O rato recebeu fenofibrato (100mg/kg/dia, i.p.) durante 2 semanas. Após 2 semanas, o coração isolado de rato hiperlipidémico foi perfundido durante 150 min com solução de K-H após 10 min de estabilização

Grupo XIV (Hpl-Isquémico Pré-condicionado): Após 10 min de estabilização, o coração do rato hiperlipidémico foi submetido a CIP como mencionado no Grupo V. Após o CIP, o coração foi submetido a 30 min de isquemia global seguido de 120 min de reperfusão.

Grupo XV (Controlo Hpl-I/R tratado com Clofibrato): O rato recebeu Clofibrato (300 mg/kg/dia, *i.p.*) durante 2 semanas. Após 2 semanas, o coração isolado do rato hiperlipidémico foi submetido a 30 minutos de isquemia global, seguidos de 120 minutos de reperfusão após 10 minutos de estabilização.

Grupo XVI (Controlo Hpl-I/R tratado com fenofibrato): O rato recebeu fenofibrato (100 mg/kg/dia, *i.p.*) durante 2 semanas. Após 2 semanas, o coração isolado do rato hiperlipidémico foi submetido a 30 minutos de isquemia global, seguidos de 120 minutos de reperfusão após 10 minutos de estabilização.

Grupo XVII (Pré-condicionado Hpl-Isquémico tratado com Clofibrato): O rato recebeu Clofibrato (300 mg/kg/dia, *i.p.*) durante 2 semanas. Após 2 semanas, o coração isolado do rato hiperlipidémico foi submetido a um pré-condicionamento isquémico, tal como mencionado no grupo V, seguido de 30 minutos de isquemia global e 120 minutos de reperfusão.

Grupo XVIII (Pré-condicionado isquémico de Hpl tratado com fenofibrato): O rato recebeu fenofibrato (100 mg/kg/dia, *i.p.*) durante 2 semanas. Após 2 semanas, o coração isolado do rato hiperlipidémico foi submetido a um pré-condicionamento isquémico, tal como mencionado no grupo V, seguido de 30 minutos de isquemia global e 120 minutos de reperfusão.

A dose de Clofibrato (300mg/kg/dia, *i.p.*) durante 2 semanas e de Fenofibrato (100mg/kg/dia, *i.p.*) durante 2 semanas foi selecionada de acordo com o relatado anteriormente por Zhou et al., (2008); Yang et al., (2008); Bhalodia et al., (2010) e confirmada por um estudo piloto no nosso laboratório.

Análise estatística

Os resultados foram expressos em média ±S.D. Os dados obtidos de vários grupos foram analisados estatisticamente usando ANOVA de duas vias seguido pelo teste de comparação múltipla de Tukey. Os valores de p inferiores a 0,05 foram considerados estatisticamente significativos.

Medicamentos e produtos químicos

O fenofibrato e o clofibrato foram obtidos da Ranbaxy Pvt. Ltd. Índia como amostras ex-gratia. Os kits de estimativa enzimática da LDH e da CK-MB foram adquiridos à Vital Diagnostics, Thane, Maharastra, Índia. O DTNB e o NBT foram obtidos da Loba Chem, Mumbai, Índia. O 1,1,3,3- tetrametoxi propano e o glutatião reduzido foram adquiridos à Sigma-Aldrich, EUA. Os kits de HDL foram adquiridos à Monozyme Ltd, Secunderabad, Índia. Os kits de triglicéridos séricos foram adquiridos à Kamineni Life Sciences (P) Ltd, Hyderabad, Índia. A coloração TTC e a dieta rica em gordura foram adquiridas à Sanjay Biological, Amritsar, Punjab, Índia. Todos os outros reagentes utilizados neste estudo eram de qualidade analítica.

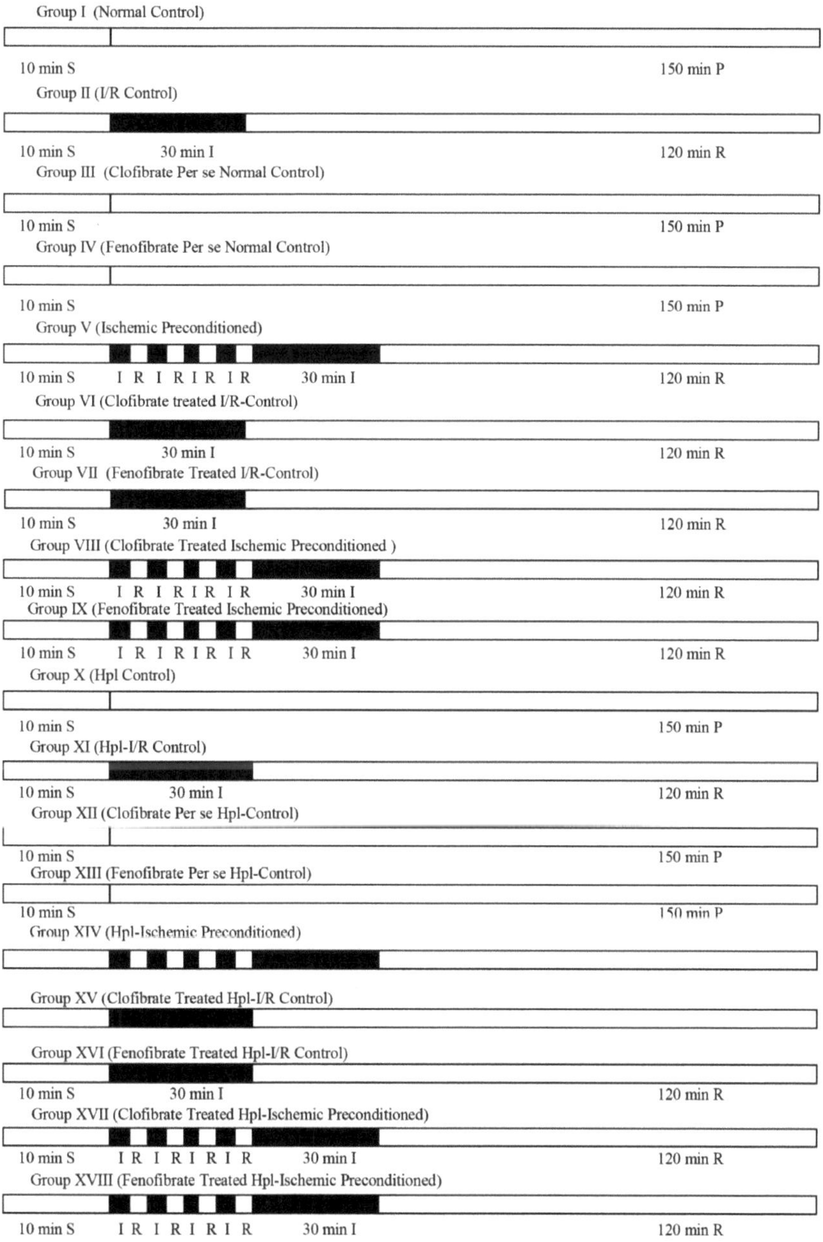

Group I (Normal Control)

10 min S 150 min P

Group II (I/R Control)

10 min S 30 min I 120 min R

Group III (Clofibrate Per se Normal Control)

10 min S 150 min P

Group IV (Fenofibrate Per se Normal Control)

10 min S 150 min P

Group V (Ischemic Preconditioned)

10 min S I R I R I R I R 30 min I 120 min R

Group VI (Clofibrate treated I/R-Control)

10 min S 30 min I 120 min R

Group VII (Fenofibrate Treated I/R-Control)

10 min S 30 min I 120 min R

Group VIII (Clofibrate Treated Ischemic Preconditioned)

10 min S I R I R I R I R 30 min I 120 min R

Group IX (Fenofibrate Treated Ischemic Preconditioned)

10 min S I R I R I R I R 30 min I 120 min R

Group X (Hpl Control)

10 min S 150 min P

Group XI (Hpl-I/R Control)

10 min S 30 min I 120 min R

Group XII (Clofibrate Per se Hpl-Control)

10 min S 150 min P

Group XIII (Fenofibrate Per se Hpl-Control)

10 min S 150 min P

Group XIV (Hpl-Ischemic Preconditioned)

Group XV (Clofibrate Treated Hpl-I/R Control)

Group XVI (Fenofibrate Treated Hpl-I/R Control)

10 min S 30 min I 120 min R

Group XVII (Clofibrate Treated Hpl-Ischemic Preconditioned)

10 min S I R I R I R I R 30 min I 120 min R

Group XVIII (Fenofibrate Treated Hpl-Ischemic Preconditioned)

10 min S I R I R I R I R 30 min I 120 min R

Figura 11: Representação esquemática do protocolo experimental

S indica estabilização; I indica isquemia global; R indica reperfusão com solução de K-H; I/R indica lesão de isquemia-reperfusão; Ischemic preconditioned indica coração de rato normal pré-condicionado para isquemia; Hpl indica hiperlipidemia

Capítulo 4

Resultados

Efeito da dieta rica em gordura no perfil lipídico sérico

A dieta rica em gordura durante 28 dias aumentou significativamente as concentrações séricas de colesterol total, triglicéridos, LDL e VLDL (mg/dl). Além disso, a concentração sérica de HDL foi significativamente reduzida nos ratos alimentados com uma dieta rica em gordura durante 28 dias (Quadro 1).

Quadro 1: Efeito da dieta rica em gordura no perfil lipídico sérico

S.No.	Cholesterol	Normal Control	High Fat Diet Treated Rats (Hyperlipidemic Rats)
1.	Total Cholesterol	98.22±8.2	272.1±24.4*
2.	Triglycerides	107.25±8.9	258.7±19.7*
3.	LDL	28.97±3.2	190.86±18.8*
4.	VLDL	21.45±2.6	51.74±5.2*
5.	HDL	47.8±4.3	29.5±4.1*

*P<0,05 vs Controlo

A peroxidação lipídica medida em termos de aumento da TBARS e da geração de aniões superóxido, com a consequente diminuição da GSH, foi observada em corações de ratos hiperlipidémicos submetidos a 30 minutos de isquemia global e 120 minutos de reperfusão, em comparação com os normais (Fig. 14-19). Além disso, os corações de ratos hiperlipidémicos apresentaram um elevado stress oxidativo quando comparados com os corações de ratos normais submetidos a I/R (Fig. 14-19). Quatro episódios de CIP atenuaram acentuadamente o stress oxidativo induzido pela I/R em corações de ratos normais, avaliado em termos de redução da TBARS e da geração de aniões superóxido e consequente aumento do glutatião reduzido. No entanto, a redução do stress oxidativo mediada pela CIP contra a I/R foi marcadamente abolida em corações de ratos hiperlipidémicos (Fig. 14-19).

A isquemia global seguida de reperfusão aumentou significativamente os níveis de LDH e CK-MB no efluente coronário em corações de ratos normais e hiperlipidémicos (Fig. 22-25; Tabela 10-13). A libertação máxima de LDH foi observada imediatamente após a reperfusão, enquanto o pico de libertação de

A CK-MB foi registada aos 5 minutos de reperfusão. Além disso, observou-se que a I/R aumentou o tamanho do enfarte no coração de ratos normais e hiperlipidémicos (Fig. 2021). Além disso, o coração de rato hiperlipidémico mostrou uma lesão miocárdica melhorada quando comparado com o coração de rato normal sujeito a I/R. O CIP proporcionou cardioprotecção no coração normal de ratos, atenuando significativamente a lesão miocárdica induzida por I/R, conforme avaliado em termos de redução dos níveis de LDH e CK-MB e do tamanho do enfarte do miocárdio (Fig. 20-25). No entanto, a cardio-proteção mediada pela CIP contra a lesão por I/R foi marcadamente abolida em corações de ratos hiperlipidémicos. A isquemia global seguida de reperfusão diminuiu significativamente a quantidade de perfusato coronário no coração de ratos normais e hiperlipidémicos (Tabela 2). Além disso, o coração de ratos hiperlipidémicos apresentou uma redução acentuada do perfusato coronário em comparação com os corações de ratos normais (Tabela 2). A CIP melhorou significativamente a taxa de fluxo coronário em corações de ratos normais. Por outro lado, o PCI não conseguiu melhorar a taxa de fluxo coronário em corações de ratos hiperlipidémicos submetidos a I/R (Tabela 2).

Efeito do Clofibrato e do Fenofibrato no stress oxidativo induzido pela I/R e na lesão do miocárdio

Hyperlipidemic rat heart showed high degree of oxidative stress and enhanced myocardial injury as compared with normal rat heart subjected to I/R. O tratamento com Clofibrato (300 mg/kg/dia, i.p., durante 2 semanas) e Fenofibrato (100 mg/kg/dia, i.p., durante 2 semanas) reduziu acentuadamente o stress oxidativo produzido como resultado da I/R em corações de ratos normais, tal como avaliado em termos de redução da TBARS e da geração de aniões superóxido e consequente aumento da forma reduzida de GSH; mas o seu tratamento reduziu parcialmente o stress oxidativo induzido pela I/R no coração de ratos hiperlipidémicos (Fig. 14-19). O tratamento com

Clofibrato (300 mg/kg/dia, i.p., durante 2 semanas) e Fenofibrato (100 mg/kg/dia, i.p., durante 2

semanas) reduziu acentuadamente a lesão miocárdica induzida por I/R no coração de ratos normais, avaliada em termos de redução do tamanho do enfarte do miocárdio, diminuição dos níveis de LDH e CK-MB e melhoria da taxa de fluxo coronário (Tabela 2). Por outro lado, o tratamento com Clofibrato e Fenofibrato reduziu parcialmente a lesão miocárdica induzida por I/R no coração de ratos hiperlipidémicos (Fig. 20-25).

Efeito da proteção do miocárdio mediada por Clofibrato e Fenofibrato IPC no coração normal do rato

O pré-tratamento com Clofibrato (300 mg/kg/dia, i.p., durante 2 semanas) e Fenofibrato (100 mg/kg/dia, i.p., durante 2 semanas) não afectou a atenuação do stress oxidativo mediado pela I/R induzida pelo CIP no coração normal de ratos. Além disso, o seu pré-tratamento não modulou a redução do tamanho do enfarte induzida pelo CIP, os níveis de LDH e CK-MB e a melhoria da taxa de fluxo coronário no coração normal de rato submetido a I/R (Fig. 14-25; Tabela 2).

Efeito do Clofibrato e do Fenofibrato na anulação dos potenciais cardioprotectores da CIP no coração de ratos hiperlipidémicos

O tratamento com Clofibrato (300mg/kg/dia, i.p., durante 2 semanas) e Fenofibrato (100mg/kg/dia, i.p., durante 2 semanas) não afectou os efeitos cardioprotectores do PCI no coração normal de rato submetido a I/R. Por outro lado, o seu pré-tratamento restaurou acentuadamente o potencial cardioprotector do PCI no coração de ratos hiperlipidémicos submetidos a I/R, avaliado em termos de melhoria da taxa de fluxo coronário e redução do tamanho do enfarte do miocárdio, LDH, CK-MB e stress oxidativo (Fig. 14-25; Tabela 2).

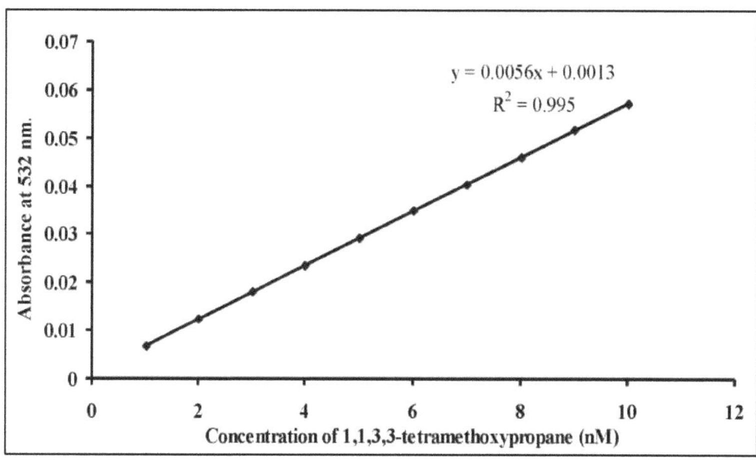

Figura 12: Curva-padrão para a estimativa dos peróxidos lipídicos

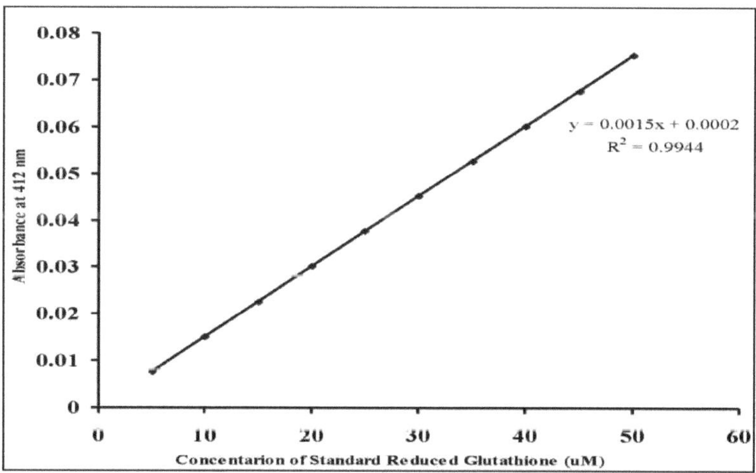

Figura 13: Curva-padrão para a estimativa do glutatião reduzido

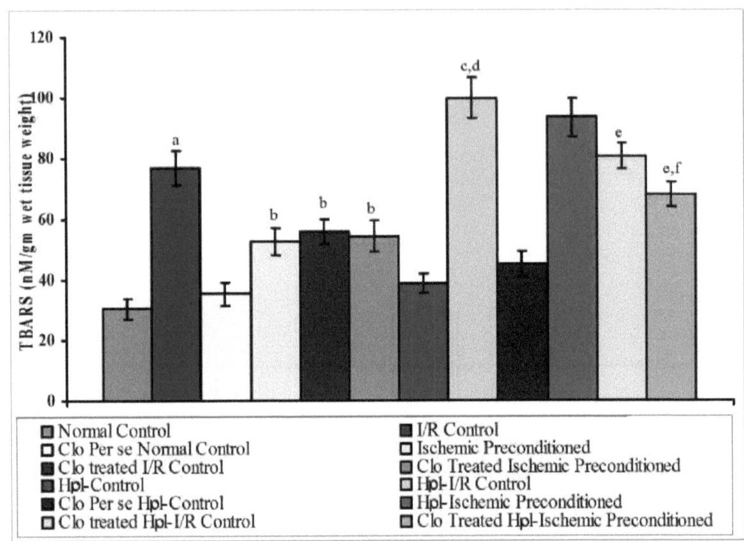

Figura 14: Efeito do Clofibrato e da IPC no aumento do nível de TBARS induzido pela I/R

Os valores são expressos como média ± S.D. a = p< 0,05 vs Controlo normal; b = p< 0,05 vs Controlo I/R; c = p< 0,05 vs Controlo Hpl; d = p< 0,05 vs Controlo I/R; e = p< 0,05 vs Controlo Hpl-IR; f = p< 0,05 vs Pré-condicionado isquémico Hpl

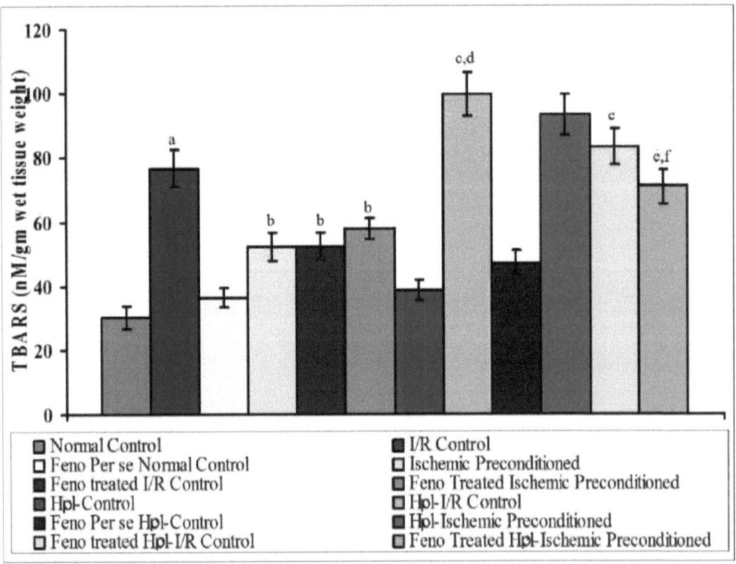

Figura 15: Efeito do fenofibrato e da IPC no aumento do nível de TBARS induzido pela I/R

Os valores são expressos como média ± S.D. a = p< 0,05 vs Controlo normal; b = p< 0,05 vs Controlo I/R; c = p< 0,05 vs Controlo Hpl; d = p< 0,05 vs Controlo I/R; e = p< 0,05 vs Controlo Hpl-IR; f = p< 0,05 vs Pré-condicionado isquémico Hpl

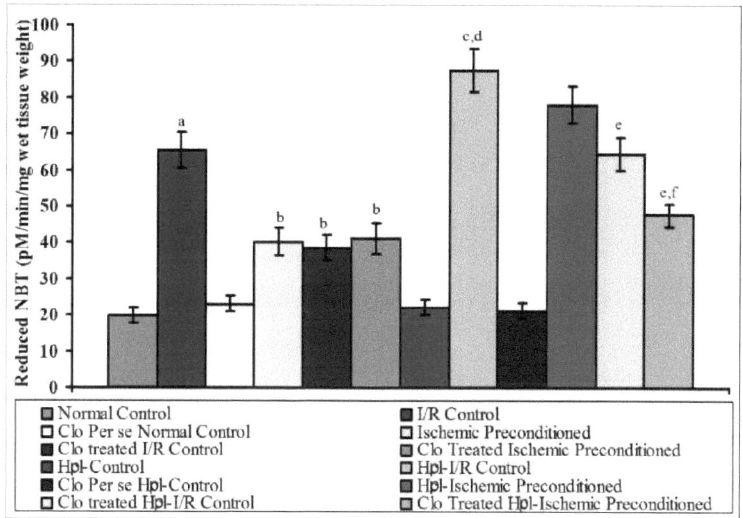

Figura 16: Efeito do Clofibrato e da IPC no aumento do nível de aniões superóxido induzido pela I/R (expresso em NBT reduzido)

Os valores são expressos como média ± S.D. a = p< 0,05 vs Controlo normal; b = p< 0,05 vs Controlo I/R; c = p< 0,05 vs Controlo Hpl; d = p< 0,05 vs Controlo I/R; e = p< 0,05 vs Controlo Hpl-IR; f = p< 0,05 vs Pré-condicionado isquémico Hpl

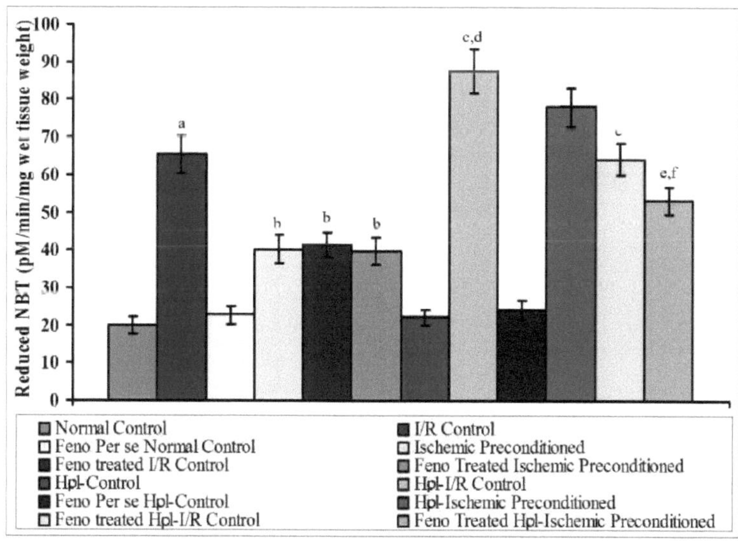

Figura 17: Efeito do fenofibrato e da IPC no aumento do nível de aniões superóxido induzido pela I/R (expresso em NBT reduzido)

Os valores são expressos como média ± S.D. a = p< 0,05 vs Controlo normal; b = p< 0,05 vs Controlo I/R; c = p< 0,05

vs Controlo Hpl; d = p< 0,05 vs Controlo I/R; e = p< 0,05 vs Controlo Hpl-IR; f = p< 0,05 vs Pré-condicionado isquémico Hpl

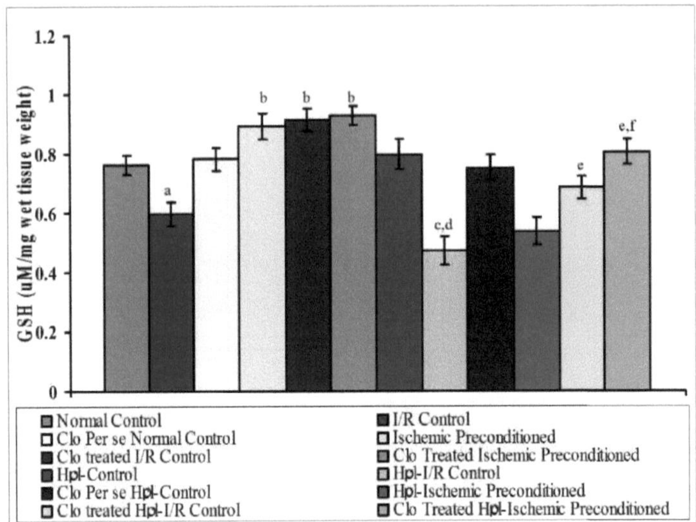

Figura 18: Efeito do Clofibrato e do IPC na diminuição do nível reduzido de GSH induzida pela I/R

Os valores são expressos como média ± S.D. a = p< 0,05 vs Controlo normal; b = p< 0,05 vs Controlo I/R; c = p< 0,05 vs Controlo Hpl; d = p< 0,05 vs Controlo I/R; e = p< 0,05 vs Controlo Hpl-IR; f = p< 0,05 vs Pré-condicionado isquémico Hpl

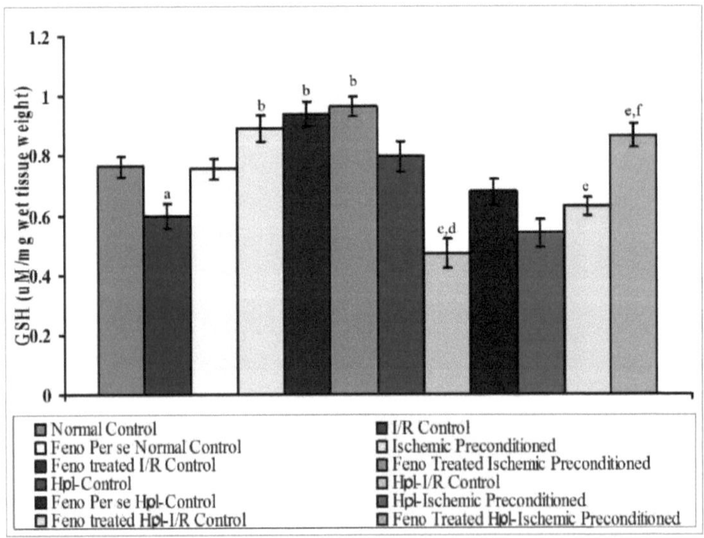

Figura 19: Efeito do fenofibrato e da IPC na diminuição do nível reduzido de GSH induzida pela I/R

Os valores são expressos como média ± S.D. a = p< 0,05 vs Controlo normal; b = p< 0,05 vs Controlo I/R; c = p< 0,05

vs Controlo Hpl; d = p< 0,05 vs Controlo I/R; e = p< 0,05 vs Controlo Hpl-IR; f = p< 0,05 vs Pré-condicionado isquémico Hpl

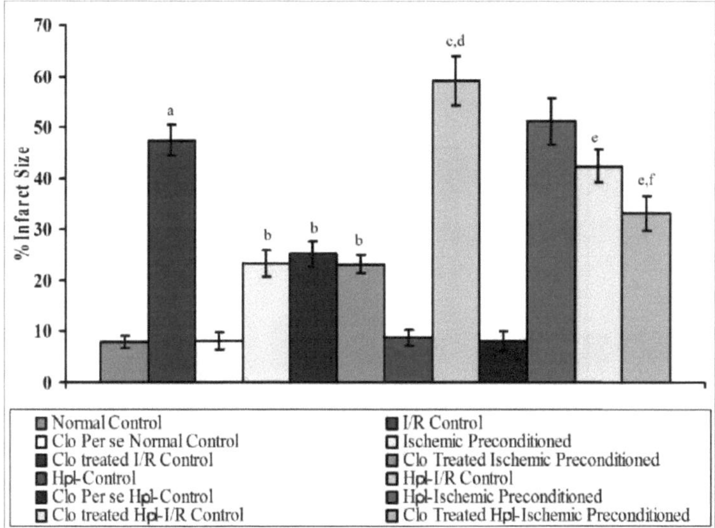

Figura 20: Efeito do Clofibrato e da IPC no aumento do tamanho do enfarte induzido pela I/R

Os valores são expressos como média ± S.D. a = p< 0,05 vs Controlo normal; b = p< 0,05 vs Controlo I/R; c = p< 0,05 vs Controlo Hpl; d = p< 0,05 vs Controlo I/R; e = p< 0,05 vs Controlo Hpl-IR; f = p< 0,05 vs Pré-condicionado isquémico Hpl

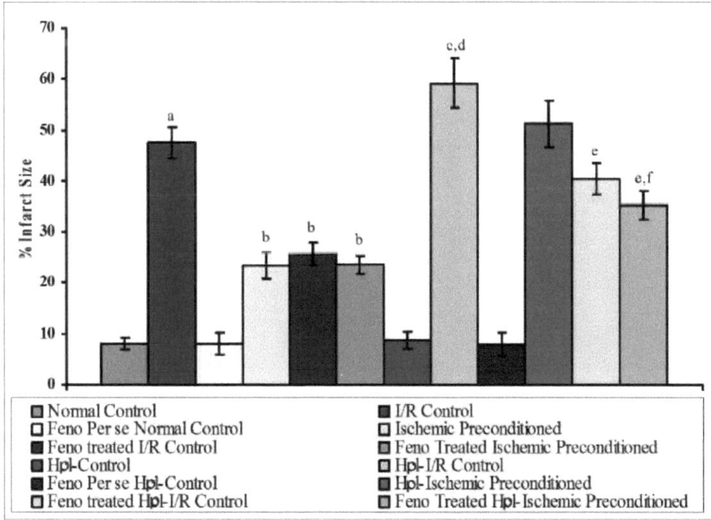

Figura 21: Efeito do fenofibrato e da IPC no aumento do tamanho do enfarte induzido pela I/R

Os valores são expressos como média ± S.D. a = p< 0,05 vs Controlo normal; b = p< 0,05 vs Controlo I/R; c = p< 0,05

vs Controlo Hpl; d = p< 0,05 vs Controlo I/R; e = p< 0,05 vs Controlo Hpl-IR; f = p< 0,05 vs Pré-condicionado isquémico Hpl

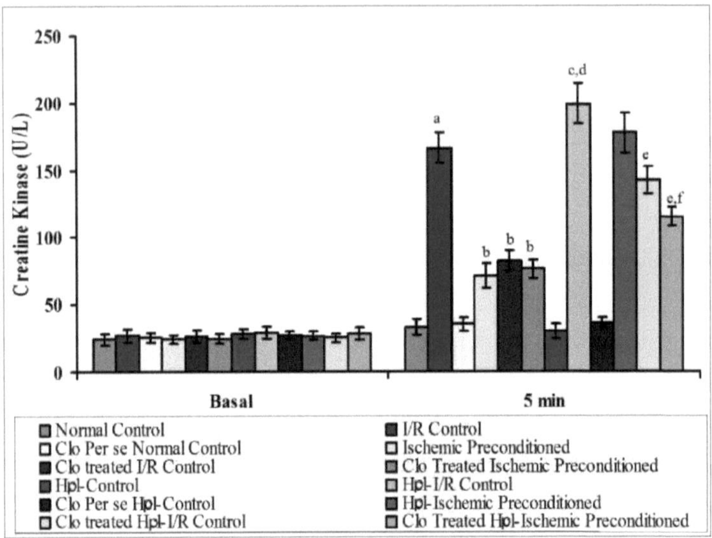

Figura 22: Efeito do Clofibrato e da IPC no aumento do nível de CK-MB induzido pela I/R

Os valores são expressos como média ± S.D. a = p< 0,05 vs Controlo normal; b = p< 0,05 vs Controlo I/R; c = p< 0,05 vs Controlo Hpl; d = p< 0,05 vs Controlo I/R; e = p< 0,05 vs Controlo Hpl-IR; f = p< 0,05 vs Pré-condicionado isquémico Hpl

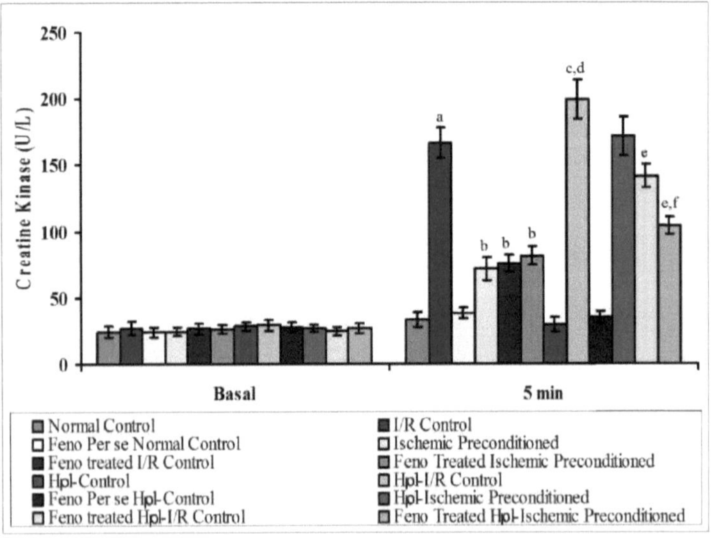

Figura 23: Efeito do fenofibrato e da IPC no aumento do nível de CK-MB induzido pela I/R

Os valores são expressos como média ± S.D. a = p< 0,05 vs Controlo normal; b = p< 0,05 vs Controlo I/R; c = p< 0,05

vs Controlo Hpl; d = p< 0,05 vs Controlo I/R; e = p< 0,05 vs Controlo Hpl-IR; f = p< 0,05 vs Pré-condicionado isquémico Hpl

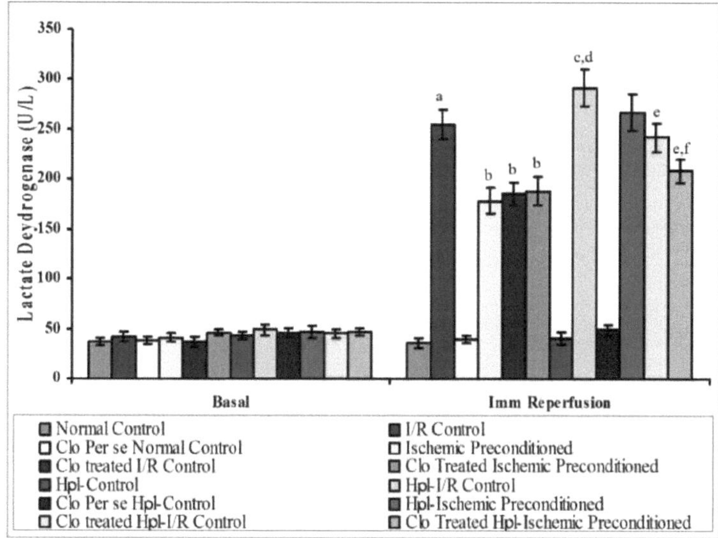

Figura 24: Efeito do Clofibrato e da IPC no aumento do nível de LDH induzido pela I/R

Os valores são expressos como média ± S.D. a = p< 0,05 vs Controlo normal; b = p< 0,05 vs Controlo I/R; c = p< 0,05 vs Controlo Hpl; d = p< 0,05 vs Controlo I/R; e = p< 0,05 vs Controlo Hpl-IR; f = p< 0,05 vs Pré-condicionado isquémico Hpl

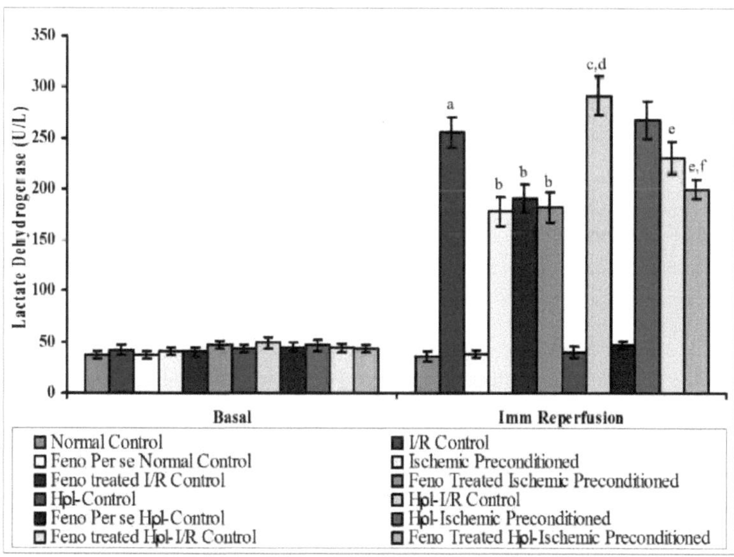

Figura 25: Efeito do fenofibrato e do IPC no aumento do nível de LDH induzido pela I/R

Os valores são expressos como média ± S.D. a = p< 0,05 vs Controlo normal; b = p< 0,05 vs Controlo I/R; c = p< 0,05 vs Controlo Hpl; d = p< 0,05 vs Controlo I/R; e = p< 0,05 vs Controlo Hpl-IR; f = p< 0,05 vs Pré-condicionado isquémico Hpl

Tabela 2: Efeito do Clofibrato, Fenofibrato e IPC na Taxa de Fluxo Coronário (CFR) (ml/min)

Groups	Basal	0 min	5 min	30 min	120 min
Normal Control	6.9 ± 0.76	7.1 ± 0.77	6.9 ± 0.72	6.7 ± 0.73	6.5 ± 0.69
I/R Control	7.1 ± 0.73	2.6 ± 0.31	4.4 ± 0.54	3.6 ± 0.31	2.9 ± 0.32[a]
Clo Per se Normal Control	7.2 ± 0.68	7.2 ± 0.69	7.5 ± 0.81	7.2 ± 0.79	6.8 ± 0 .77
Feno Per se Normal Control	7.1 ± 0.68	7.0 ± 0.68	7.3 ± 0.79	6.9 ± 0.76	6.5 ± 0 .70
IPC Control	7.2 ± 0.79	4.8 ± 0.54	5.4 ± 0.58	5.1 ± 0.58	4.9 ± 0.45[b]
Clo Treated I/R Control	7.4 ± 0.77	4.3 ± 0.41	5.1 ± 0.55	4.8 ± 0.45	4.4 ± 0.57[b]
FenoTreated I/R Control	7.1 ± 0.75	4.7 ± 0.41	5.5 ± 0.54	5.2 ± 0.42	4.9 ± 0.54[b]
Clo Treated IPC	6.9 ± 0.72	4.6 ± 0.52	5.5 ± 0.63	5.1 ± 0.56	4.9 ± 0.55[b]
Feno Treated IPC	7.1 ± 0.71	4.7 ± 0.51	5.7 ± 0.61	5.3 ± 0.53	5.0 ± 0.54[b]
Hpl-Control	7.2 ± 0.81	7.1 ± 0.79	7.2 ± 0.82	7.0 ± 0.78	6.9 ± 0.79
Hpl-I/R Control	7.2 ± 0.76	2.9 ± 0.33	3.7 ± 0.42	3.4 ± 0.44	2.1 ± 0.29[c,d]
Clo Per se Hpl-Control	7.1 ± 0.78	7.2 ± 0.69	7.0 ± 0.78	7.4 ± 0.82	7.0 ± 0.69
Feno Per se Hpl-Control	7.0 ± 0.76	7.2 ± 0.68	7.1 ± 0.77	7.2 ± 0.83	7.2 ± 0.68
Hpl-IPC Control	7.3 ± 0.81	3.1 ± 0.49	3.5 ± 0.41	2.8 ± 0.25	2.3 ± 0.32
Clo Treated Hpl-I/R Control	7.4 ± 0.79	4.0 ± 0.47	4.2 ± 0.52	3.5 ± 0.42	2.8 ± 0.39[e]
Feno Treated Hpl-I/R Control	7.1 ± 0.77	4.1 ± 0.47	4.4 ± 0.52	3.7 ± 0.41	3.0 ± 0.38[e]
Clo Treated Hpl-IPC	6.9 ± 0.72	4.2 ± 0.39	5.1 ± 0.55	4.8 ± 0.57	4.7 ± 0.52[e,f]
Feno Treated Hpl-IPC	7.1 ± 0.69	5.4 ± 0.30	5.7 ± 0.53	5.4 ± 0.55	5.3 ± 0.51[e,f]

Os valores são expressos como média ± DP. a = p < 0,05 vs Controlo normal; b = p < 0,05 vs Controlo I/R; c = p < 0,05 vs Controlo Hpl; d = p < 0,05 vs Controlo I/R; e = p < 0,05 vs Controlo Hpl-IR; f = p < 0,05 vs Pré-condicionado isquémico Hpl

Capítulo 5

Discussão

Foi demonstrado que a elevação da CK-MB se correlaciona fortemente com o tamanho do enfarte (Antman e Braunwald, 1997; Lopes et al., 2013). A LDH é uma enzima que aumenta no enfarte do miocárdio após a reperfusão, o que pode dever-se a uma lesão isquémica sustentada (Wang et al., 1998; Amani et al., 2013). O aumento do tamanho do enfarte e a libertação de LDH e CK-MB estão documentados como sendo um índice de lesão miocárdica induzida por I/R (Kaur et al., 1997; Sharma e Singh, 2000; Amani et al., 2013). No presente estudo, observou-se que 30 minutos de isquemia seguidos de 120 minutos de reperfusão produziram lesão miocárdica, avaliada em termos de aumento do tamanho do enfarte no coração e libertação elevada de LDH e CK-MB no efluente coronário, o que foi consistente com relatórios anteriores (Kaur et al., 1997; Sharma e Singh, 2000; Yadav et al., 2012). A libertação máxima de LDH foi observada imediatamente após a reperfusão, enquanto o pico de libertação de CK-MB foi observado após 5 minutos de reperfusão, o que está de acordo com estudos anteriores (Parikh e Singh, 1999; Sharma e Singh, 2000; Yadav et al., 2012).

O aumento da peroxidação lipídica e da produção de aniões superóxido foi sugerido como indicador de stress oxidativo (Ungvari et al., 2003; Devi et al., 2006; Tabassum et al., 2010). O glutatião é um componente essencial da defesa contra o aumento do stress oxidativo e está geralmente diminuído devido ao stress oxidativo (Ozer et al., 2005; Yadav et al., 2012). Isto sugere o desenvolvimento de stress oxidativo induzido por I/R, que pode ser responsável pela lesão miocárdica induzida por I/R observada no presente estudo. No presente estudo, observou-se uma diminuição significativa da taxa de fluxo coronário e um aumento acentuado do tamanho do enfarte, da libertação de LDH e de CK-MB nos corações de ratos hiperlipidémicos em comparação com os corações de ratos normais submetidos a I/R.

A dieta rica em gordura durante 28 dias aumentou significativamente as concentrações séricas de colesterol total, triglicéridos, LDL e VLDL. Além disso, a concentração sérica de HDL foi significativamente reduzida nos ratos alimentados com uma dieta rica em gordura durante 28 dias. Observou-se que a hiperlipidemia (Hpl) modula a gravidade da lesão miocárdica induzida por I/R e interfere com o potencial cardioprotector da CIP (Ferdinandy, 2003; Ungi et al., 2005; Yadav et al., 2010).

Além disso, a Hpl possui um importante fator de risco para a doença cardíaca coronária (Okrainec et al., 2004; Balakumar, et al., 2012). Foi relatado que a Hpl diminui a concentração de NO no miocárdio (Hoshida et al., 1996; Yadav et al., 2010;

Balakumar et al., 2012), causa a geração de ROS como o ânion superóxido e o radical peroxinitrito (Szilvassy et al., 2001; Onody et al., 2003; Puskas et al., 2004; Giricz et al., 2006; Csont et al., 2007; Yadav et al, 2010; Balakumar et al., 2012), ativa a caspase-3 apoptótica (Wang et al., 2002) e leva à acumulação de colesterol nas membranas sarcolemal e mitocondrial (Onody et al., 2003; Puskas et al., 2004; Lu et al., 2011; Liu et al., 2011) que pode atenuar o efeito cardioprotector da CIP em estados hiperlipidémicos. Assim, o aumento acentuado observado na lesão miocárdica em corações de ratos hiperlipidémicos pode ser devido ao desenvolvimento de um elevado grau de stress oxidativo. Esta afirmação é apoiada pelo facto de se ter observado um aumento acentuado da peroxidação lipídica e da geração de aniões superóxido e subsequente diminuição do nível de glutatião nos corações de ratos hiperlipidémicos, quando comparados com corações de ratos normais submetidos a I/R.

Está bem documentado que o pré-condicionamento isquémico (PCI) produz proteção do miocárdio contra a lesão miocárdica induzida por I/R (Murry et al., 1986; Rohilla et al., 2010; Hausenloy, 2013). Os mecanismos envolvidos nos potenciais cardioprotectores da PCI são a ativação da PI3K/Akt e da eNOS, a libertação de NO, o encerramento do poro de transição da permeabilidade mitocondrial (MPTP), a abertura do canal de potássio sensível ao ATP mitocondrial e a redução do stress oxidativo induzido pela reperfusão (Yellon e Downey, 2003; Housenloy e Yellon, 2006; Housenloy e Yellon, 2007; Balakumar et al, 2008a; Rohilla et al., 2010; Hausenloy, 2013). No presente estudo, observou-se que a CIP reduziu a lesão miocárdica induzida por I/R em corações normais de ratos, conforme avaliado em termos de reduções no tamanho do enfarte, libertação de LDH e CK-MB e stress oxidativo. No entanto, o efeito cardioprotector da CIP foi insignificante em corações de ratos hiperlipidémicos, em comparação com corações de ratos de controlo Hpl- I/R com um elevado grau de stress oxidativo observado. Assim, sugere-se fortemente que o elevado grau de stress oxidativo desenvolvido em corações de ratos hiperlipidémicos pode ser responsável pelo efeito paradoxal observado do CIP.

O pré-tratamento com Clofibrato (300mg/kg/dia, i.p., durante 2 semanas) e Fenofibrato (100mg/kg/dia, i.p., durante 2 semanas) não afectou o efeito cardioprotector da CIP em corações de ratos normais; mas o seu pré-tratamento restaurou significativamente o efeito cardioprotector da CIP em corações de ratos hiperlipidémicos. O Clofibrato e o Fenofibrato foram bem descritos como agonistas sintéticos selectivos do PPAR-α (Bishop-Bailey, 2000; Newaz et al., 2005; Teayoun et al., 2013). Assim, sugere-se que a ativação do PPAR-α no miocárdio isquémico pode desempenhar um papel fundamental na atenuação do potencial cardioprotector da CIP em corações de ratos hiperlipidémicos. Os mecanismos de sinalização como a ativação da PI3K/Akt, a subsequente ativação da eNOS e a geração de NO têm sido bem implicados na cardioprotecção mediada pelo CIP (Hausenloy e Yellon, 2006; Hausenloy e Yellon, 2007; Hausenloy, 2013). Tem sido bem relatado que a hiperlipidemia regula negativamente a eNOS e reduz a geração e a biodisponibilidade de NO (Wang et al., 2013). Além disso, vários estudos experimentais relataram que a Hpl aumenta significativamente o stress oxidativo (Varga et al., 2013). Além disso, foi relatado que a ativação do PPAR-α ativa a via PI3K/Akt (Bulhak et al., 2009; Lee et al., 2011; Ravingerova et al., 2012). Uma vez que o Clofibrato e o Fenofibrato restauraram o efeito cardioprotector da CIP em corações de ratos hipercolesterolémicos, pode sugerir-se que a ativação mediada pelo PPAR-α da via PI3K/Akt-eNOS em corações de ratos hiperlipidémicos pode ser responsável pela restauração do potencial cardioprotector da CIP.

Além disso, verificou-se que a ativação do PPAR-α diminui a produção de ROS e a apoptose cardiomiocítica pós-isquémica (Yeh et al., 2006; Lee et al., 2011; Ravingerova et al., 2012; Becker et al., 2012). Observou-se que a produção de ROS induzida pela reperfusão regula negativamente a expressão de PPAR-α, o que é prejudicial para a manutenção da função contrátil do coração (Dewald et al., 2005; Teayoun et al., 2013). Assim, pode ser sugerido que a regulação negativa do PPAR-α por ROS pode estar associada à disfunção cardíaca em corações de ratos hiperlipidémicos submetidos a I/R. Além disso, foi demonstrado que a ativação do PPAR-α diminui a expressão de citocinas pró-inflamatórias e está envolvida na morte celular apoptótica induzida pelo stress oxidativo (Yeh et al., 2006; Teayoun et al., 2013). Assim, pode-se sugerir que a ativação do PPAR-α durante a reperfusão pode ser responsável pela diminuição da geração de grande quantidade de ROS em corações de ratos hiperlipidêmicos, possivelmente envolvendo a via cardioprotetora PI3K / Akt / eNOS mediada por IPC bem estabelecida. Esta afirmação é apoiada pelos resultados obtidos no presente estudo, segundo os quais o pré-tratamento com fibratos, ou seja, Clofibrato e Fenofibrato, alterou as propriedades cardioprotectoras e limitadoras do tamanho do enfarte da CIP em corações de ratos hiperlipidémicos.

Além disso, foram efectuadas comparações entre o Clofibrato e o Fenofibrato no presente estudo. Foi observado no presente estudo que o Clofibrato e o Fenofibrato produziram uma cardioprotecção semelhante, como evidenciado pelos seus efeitos na redução da CK-MB, LDH no efluente coronário e diminuição do stress oxidativo no coração de ratos hiperlipidémicos. O nosso estudo relata pela primeira vez que o Clofibrato e o Fenofibrato têm um papel significativo na restauração do efeito cardioprotector anulado da CIP em corações de ratos hiperlipidémicos. Assim, pode-se postular que os agonistas selectivos do PPAR-α podem ser os potenciais candidatos para fornecer pré-condicionamento farmacológico em pacientes hiperlipidémicos, a fim de proporcionar cardioprotecção. No entanto, podem ser necessários mais estudos que meçam a expressão do PPAR-α durante uma situação de hiperlipidemia.

Com base na discussão acima, pode concluir-se que pode haver uma desregulação da sinalização PPAR-α durante a condição hiperlipidémica que, consequentemente, produziu um elevado grau de stress oxidativo, que pode ser responsável pela abolição do potencial cardioprotector do CIP contra a lesão miocárdica induzida por I/R em corações de ratos hiperlipidémicos. A ativação do PPAR-α por fibratos, i.e., Clofibrato e Fenofibrato, restaurou o efeito cardioprotector atenuado do CIP em corações de ratos hiperlipidémicos.

Capítulo 6

Resumo e conclusão

O presente estudo foi concebido para investigar o possível papel dos agonistas do PPAR-α na atenuação do potencial cardioprotector do pré-condicionamento isquémico no coração de ratos hiperlipidémicos.

Foi administrada aos ratos uma dieta rica em gordura durante 28 dias (4 semanas) para produzir hiperlipidemia, ou seja, concentrações séricas aumentadas de colesterol total, triglicéridos, LDL e VLDL. O coração isolado de Langendorff perfundido de ratos normais e hiperlipidémicos foi submetido a isquemia global durante 30 minutos, seguida de reperfusão durante 120 minutos após 10 minutos de estabilização. O tamanho do enfarte do miocárdio foi avaliado macroscopicamente através da coloração com cloreto de trifeniltetrazólio (TTC). O efluente coronário foi analisado quanto à libertação de LDH e CK-MB para avaliar a extensão da lesão cardíaca. Além disso, o stress oxidativo no coração foi avaliado através da medição de TBARS, da produção de aniões superóxido e da forma reduzida de glutatião.

Com base nos resultados obtidos no presente estudo, podem resumir-se as seguintes conclusões importantes

- Verificou-se que a isquemia-reperfusão (I/R) induz stress oxidativo, aumentando a TBARS, a produção de aniões superóxido e diminuindo a forma reduzida da glutationa no coração de ratos normais e hiperlipidémicos.
- A I/R produziu lesão miocárdica, que foi avaliada em termos de aumento do tamanho do enfarte do miocárdio, libertação de LDH e CK-MB no efluente coronário e diminuição da taxa de fluxo coronário em corações de ratos normais e hiperlipidémicos.
- Os corações de ratos hiperlipidémicos mostraram uma lesão miocárdica induzida por I/R com um elevado grau de stress oxidativo em comparação com os corações de ratos normais submetidos a I/R.
- Quatro episódios de CIP (5 min cada) proporcionaram cardioprotecção contra a lesão miocárdica induzida por I/R em corações de ratos normais, avaliada em termos de melhoria da taxa de fluxo coronário e redução do tamanho do enfarte do miocárdio, LDH, CK e stress oxidativo. Por outro lado, a proteção do miocárdio mediada pela CIP contra a lesão por I/R foi abolida no coração de ratos hiperlipidémicos.
- O tratamento com fenofibrato (100mg/kg/dia, i.p., durante 2 semanas) e clofibrato (300mg/kg/dia, i.p., durante 2 semanas), agonistas selectivos do PPAR-α, não afectou o efeito cardioprotector da CIP em corações de ratos normais, mas o seu

tratamento restaurou acentuadamente o potencial cardioprotector da CIP em corações de ratos hiperlipidémicos.

Sugere-se que, durante a condição hiperlipidémica, pode haver uma desregulação da sinalização PPAR-α que, consequentemente, produziu um elevado grau de stress oxidativo, que pode ser responsável por abolir o potencial cardioprotector da CIP contra a lesão miocárdica induzida por I/R no coração de ratos hiperlipidémicos.

Referências

Ahmed SM, Clasen MD, Donnelly MD. Gestão da dislipidemia em adultos. Amer Family Physician, 1998; 57: 1-16.

Allian, C. C., Roon, L. S., Chan, C. S., Richmond, W. e Fu, P. C.: Enzymatic determination of total serum cholesterol. Clin Chem, 1974; 20: 470.

Amani M, Jeddi S, Ahmadiasl N, Usefzade N, Zaman J. Efeito do HEMADO no nível das enzimas CK-MB e LDH após lesão de isquemia/reperfusão no coração isolado de ratos. Bioimpacts, 2013; 3(2): 101-104.

Andersen A, Povlsen JA, Botker HE, Nielsen-Kudsk JE. O pré-condicionamento isquémico reduz o tamanho do enfarte do ventrículo direito através da abertura dos canais de potássio mitocondriais. Cardiology, 2012; 123(3): 177-180.

Angelin B, Bjorkhem I, Einarsson K. Effects of clofibrate on some microsomal hydroxylations involved in the formation and metabolism of bile acids in rat liver. Biochem J, 1976; 156: 445448.

Angeloni C, Motori E, Fabbri D, Malaguti M, Leoncini E, Lorenzini A, Hrelia S. O pré-condicionamento de H2O2 modula as enzimas de fase II através da ativação de p38 MAPK e PI3K/Akt. Am J Physiol Heart Circ Physiol, 2011; 300(6): H2196-2205.

Ansquer JC, Foucher C, Aubonnet P, Le Malicot K. Fibratos e complicações microvasculares na diabetes - visão do estudo FIELD. Curr Pharm Des, 2009; 15(5): 537-552.

Antman EM, Braunwald E. Infarto agudo do miocárdio. Em doenças cardíacas: A textbook of cardiovascular medicine. Philadelphia: PA: W.B. Saunders Company, 1997; 1184-1276.

Antonenkov VD, Pirozhkov SV, Popova SV, Panchenko LF. Effect of clofibrate treatment on lipid peroxidation in rat liver homogenate and subcellular fractions. Int J Biochem, 1988; 20: 829-836.

Asai T, Okumura K, Takahashi R, Matsui H, Numaguchi Y, Murakami H, Murakami R, Murohara T. Terapia combinada com agonista PPAR alfa e L-carnitina resgata a cardiomiopatia lipotóxica devido à deficiência sistémica de carnitina. Cardiovasc Res, 2006; 70: 566-577.

Avkiran M, Marber MS. Na /H^{++} inibidores de troca para terapia cardioprotectora: progresso, problemas e perspectivas. J Am Coll Cardiol, 2002; 39: 747-753.

Avraamidou A, Marinis A, Asonitis S, Perrea D, Polymeneas G, Voros D, Argyra E. O impacto do pré-condicionamento isquémico nas alterações hemodinâmicas, bioquímicas e inflamatórias induzidas pela hipertensão intra-abdominal: um estudo experimental num modelo porcino. Langenbecks Arch Surg, 2012; 397(8): 1333-1341.

Backes J, Gibson CA. Effect of lipid-lowering drug therapy on small dense low-density lipoprotein. Ann Pharmacother, 2005; 39(3): 523-526.

Backes JM, Gibson CA, Ruisinger JF, Moriarty PM. Fibratos: o que aprendemos nos últimos 40 anos? Pharmacotherapy, 2007; 27(3): 412-424.

Balakumar P, Arora MK, Singh M. Emerging role of PPAR ligands in the management of diabetic nephropathy (Papel emergente dos ligandos PPAR no tratamento da nefropatia diabética). Pharmacol Res, 2009a; 60: 170-173.

Balakumar P, Babbar L. Preconditioning the hyperlipidemic myocardium: fact or fantasy? Cell Signal, 2012; 24(3): 589-595.

Balakumar P, Chakkarwar VA, Singh M. Ameliorative effect of combination of benfotiamine and fenofibrate in diabetes-induced vascular endothelial dysfunction and nephropathy in the rat. Mol Cell Biochem, 2009c; 320: 149-162.

Balakumar P, Jagadeesh G. Multifarious molecular signaling cascades of cardiac hypertrophy: can the muddy waters be cleared? Pharmacol Res, 2010; 62: 365-383.

Balakumar P, Kaur J. Is nicotine a key player or spectator in the induction and progression of cardiovascular disorders? Pharmacol Res, 2009b; 60: 361-368.

Balakumar P, Kaur T, Singh M. Potential target sites to modulate vascular endothelial dysfunction: Perspectivas actuais e direcções futuras. Toxicologia, 2008b; 245: 49-64.

Balakumar P, Pateliya B, Singh G, Singh M. Pathophysiology of ischemia/reperfusion-induced myocardial injury: O que aprendemos com o pré-condicionamento e o pós-condicionamento? Ira J Phamacol Ther, 2008a; **7**: 115-122.

Balakumar P, Rohilla A, Mahadevan N. Pleiotropic actions of fenofibrate on the heart (Acções pleiotrópicas do fenofibrato no coração). Pharmacol Res, 2011; 63(1): 8-12.

Balakumar P, Rohilla A, Singh M. Preconditioning and postconditioning to limit ischemia reperfusion-induced myocardial injury: what could be the next footstep? Pharmacol Res, 2008c; 57: 403-412.

Balakumar P, Singh A, Ganti SS, Singh M. Hyperhomocysteinemia and cardiovascular disorders: Existe uma correlação? Trends Med Res, 2007; 2: 160-166.

Balakumar P, Singh AP, Ganti SS, Krishan P, Ramasamy S, Singh M. Mastócitos cardíacos residentes: Serão eles os principais responsáveis pela patogénese da hipertrofia cardíaca? Basic Clin Pharmacol Toxicol, 2008d; 102: 5-9.

Balakumar P, Singh H, Singh M, Anand-Srivastava MB. The impairment of preconditioning-mediated cardioprotection in pathological conditions. Pharmacol Res, 2009; 60 (1): 18-23.

Balakumar P, Singh M. Differential role of Rho-kinase in pathological and physiological cardiac hypertrophy in rats. Pharmacology, 2006; 78: 91-97.

Baraka A, AbdelGawad H. Targeting apoptosis in the heart of streptozotocin-induced diabetic rats. J Cardiovasc Pharmacol Ther, 2010; 15: 175-181.

Baron RB. Lipid Abnormalities. Em Current Medical Diagnosis and Treatment. 44th ed. The McGraw-Hill Company: 2005.

Becker J, Delayre-Orthez C, Frossard N, Pons F. O agonista alfa do recetor ativado por proliferador de peroxissoma fenofibrato diminui a reatividade das vias aéreas à metacolina e aumenta a fosforilação da óxido nítrico sintase endotelial no pulmão do rato. Fundam Clin Pharmacol, 2012; 26(3): 340-346.

Behar S, Brunner D, Kaplinsky E, Mandelzweig L, Benderly M. Secondary prevention by raising HDL cholesterol and reducing triglycerides in patients with coronary artery disease: the bezafibrate infarction prevention (BIP) study. Circulation, 2000; 102(1): 21-27.

Belalcazar LM, Ballantyne CM. Definição de objectivos específicos de terapia no tratamento da dislipidemia no doente com colesterol baixo de lipoproteínas de alta densidade. Prog Cardiovasc Dis, 1998; 41(2): 151174.

Bennett DR. Drug Evaluation Annual. Publicado pela Associação Médica Americana, 1995; 2455-2500.

Betteridge DJ. Ciprofibrato - um perfil. Postgrad Med J, 1993; 69: S42-S47.

Beutler E, Duron O, Kefly BM. Método melhorado para a determinação do glutatião no sangue. J Lab Clin Med, 1963; 61: 882-888.

Bhalodia Y, Sheth N, Vaghasiya J, Jivani N. Role of fenofibrate alone and in combination with telmisartan on renal ischemia/reperfusion injury. Ren Fail, 2010; 32(9): 1088-1094.

Bilinska M. Pode qualquer coração ser pré-condicionado? Influência do envelhecimento e das comorbilidades na cardioprotecção. Kardiol Pol, 2011; 69(3): 85-88.

Bishop-Bailey D. Peroxisome proliferator-activated receptors in the cardiovascular system (Receptores activados por proliferadores de peroxissoma no sistema cardiovascular). Br J Pharmacol, 2000; 129: 823-834.

Bjork J, Hedqvist P, Arfors KE. Aumento da permeabilidade vascular induzida pelo leucotrieno B4 e o papel dos leucócitos polimorfonucleares. Inflammation, 1982; 6: 189-200.

Bocos C, Herrera E. Estudo comparativo dos efeitos antilipolíticos *in vivo* e *in vitro* do etofibrato, do ácido nicotínico e do clofibrato no rato. Environ Toxicol Pharmacol, 1996; 2(4): 351-357.

Bogdanska JJ, Todorova B, Labudovic D, Atanasovska E. Effect of clofibrate on the enzymes associated with oxidative stress in Wistar rat liver. Bratisl Lek Listy, 2007; 108: 56-64.

Bolli R, Dawn B, Xuan YT. Emerging role of the JAK-STAT pathway as a mechanism of protection against ischemia/reperfusion injury. J Mol Cell Cardiol, 2001; 33: 1893-1896.

Bolli R. Mechanism of myocardial "stunning". Circulation, 1990; 82(3): 723-738.

Bolli R. A fase tardia do pré-condicionamento. Circ Res, 2000; 87: 972-983.

Bouchard JF, Chouinard J, Lamontagne D. Role of kinins in the endothelial protective effect of ischaemic preconditioning. Br J Pharmacol, 1998; 23: 413-420.

Braamskamp MJ, Wijburg FA, Wiegman A. Drug therapy of hypercholesterolaemia in children and adolescents (Terapêutica medicamentosa da hipercolesterolemia em crianças e adolescentes). Drugs, 2012; 72: 759-772.

Brigadeau F, Gele P, Wibaux M, Marquie C, Martin-Nizard F, Torpier G, Fruchart JC, Staels B, Duriez P, Lacroix D. The PPAR-alpha activator fenofibrate slows down the progression of the left ventricular dysfunction in porcine tachycardia-induced cardiomyopathy. J Cardiovasc Pharmacol, 2007; 49: 408-415.

Brouwers MC, van Greevenbroek MM, Stehouwer CD, de Graaf J, Stalenhoef AF. A genética da hiperlipidemia familiar combinada. Nat Rev Endocrinol, 2012; 8(6): 352-362.

Buja LM. Isquemia miocárdica e lesão de reperfusão. Cardiovasc Pathol, 2005; 14: 170-175.

Bulhak AA, Jung C, Ostenson CG, Lundberg JO, Sjoquist PO, Pernow J. A ativação do PPAR-alfa protege o miocárdio diabético de tipo 2 contra a lesão de isquemia-reperfusão: envolvimento da via PI3- Kinase/Akt e NO. Am J Physiol Heart Circ Physiol, 2009; 296(3): H719-727.

Carden DL, Granger DN. Pathophysiology of ischemia-reperfusion injury. J Pathol, 2000; 190: 255-266.

Carlson LA, Bottiger LE. Ischaemic heart-disease in relation to fasting values of plasma triglycerides and cholesterol. Estudo prospetivo de Estocolmo. Lancet, 1972; 1(7756): 865-868.

Castilla-Guerra L, Fernandez-Moreno Mdel C, Alvarez-Suero J. Prevenção secundária do AVC nos idosos: novas evidências na hipertensão e hiperlipidemia. Eur J Intern Med, 2009; 20: 586590.

Chamoun F, Burne M, O'donnell M, Rabb H. Pathophysiologic role of selectins and their ligands in ischemia reperfusion injury. Frontiers in Bioscience, 2000; 5: E103-E109.

Chapman MJ, Redfern JS, McGovern ME, Giral P. Niacina e fibratos na dislipidemia aterogénica: Farmacoterapia para reduzir o risco cardiovascular. Pharmacol Ther, 2010; 126(3): 314-345.

Chapman MJ. Fibrates in Therapeutic action in atherogenic dyslipidaemia and future perspectives. Atherosclerosis, 2003; 171(1): 1-13.

Chapman MJ. Fibratos: revisão terapêutica. Br J Diabetes Vasc Dis, 2006; 6(1): 11-18.

Chapman MJ. Pharmacology of fenofibrate. Am J Med, 1987; 83(5B): 21-25.

Charles D, Collard MD, Simon G. Pathophysiology, clinical manifestations, and prevention of ischemia-reperfusion injury. Anesthesiology, 2001; 94: 1133-1138.

Chen HJ, Chen JZ, Wang XX, Yu M. O fenofibrato ativador do PPAR alfa regrediu a hipertrofia ventricular esquerda e aumentou a expressão do PPAR alfa no miocárdio em ratos espontaneamente hipertensos. Zhejiang Da Xue Xue Bao Yi Xue Ban, 2007; 36: 470-476.

Chiari P, Bouvet F, Piriou V. Anaesthetic-induced myocardial preconditioning. Base fundamental e implicações clínicas. Ann Fr Anesth Reanim, 2005; 24: 383-396.

Chopra K, Singh M, Kaul N, Ganguly NK. Diminuição do tamanho do enfarte do miocárdio com desferroxamina. Possível papel dos radicais livres de oxigénio no seu efeito benéfico. Mol Cell Biochem, 1992; 71-76.

Cohen BI, R. F. Raicht S Shefer, EH Mosbach. Effects of clofibrate on sterol metabolism in the rat. Bwchim Bwphys Ata, 1974; 369:7985.

Collard CD, Park KA, Montalto MC, Alapati S, Buras JA, Stahl GL, Colgan SP. Neutrophil-derived glutamate regulates vascular endothelial barrier function. J Biol Chem, 2002; 277: 1480114811.

Costet P. Vias moleculares e agentes de redução do colesterol LDL para além das estatinas. Pharmacol Ther, 2010; 126: 263-278.

Crawford AG, Cote C, Couto J, Daskiran M, Gunnarsson C, Haas K, et al. Prevalência de obesidade, diabetes mellitus tipo II, hiperlipidemia e hipertensão nos Estados Unidos: resultados da base de dados do registo médico eletrónico GE Centricity. Popul Health Manag, 2010; 13: 151-161.

Csont T, Balogh G, Csonka C, Boros I, Horvath I, Vigh L, Ferdinandy P. Hyperlipidemia induced by high cholesterol diet inhibits heat shock response in rat hearts. Biochem Biophys Res Commun, 2002; 290: 1535-1538.

Csont T, Bereczki E, Bencsik P, Fodor G, Gorbe A, Zvara A, Csonka C, Puskas G, Santha M, Ferdinandy P. A hiperlipidemia aumenta o stress oxidativo e nitrosativo do miocárdio, conduzindo assim à disfunção cardíaca em ratinhos transgénicos apoB-100. Cardiovasc Res, 2007; 76(1): 100-109.

Dargel R. Lipoproteins and the etiopathogenesis of atherosclerosis. Zentralbl Allg Pathol, 1989; 135: 501-504.

Davidson MH. Safety profiles for the HMG-CoA Reductase Inhibitors (Perfis de segurança dos inibidores da HMG-CoA redutase). Drugs, 2001; 61: 197-206.

De Ciuceis C, Amiri F, Iglarz M, Cohn JS, Touyz RM, Schiffrin EL. Synergistic vascular protective effects of combined low doses of PPAR alpha and PPAR gamma activators in angiotensin II-induced hypertension in rats. Brit J Pharmacol, 2007; 151: 45-53.

De Silva DS, Wilson RM, Hutchinson C, Ip PC, Garcia AG, Lancel S, Ito M, Pimentel DR, Sam F. Fenofibrate inhibits aldosterone-induced apoptosis in adult rat ventricular myocytes via stress-activated kinase-dependent mechanisms. Am J Physiol Heart Circ Physiol, 2009; 296: H1983-H1993.

De-Faire U, Ericsson CG, Grip L, Nilsson J, Svane B, Hamsten A. Retardamento da aterosclerose coronária: o ensaio de intervenção na aterosclerose coronária com bezafibrato (BECAIT) e outros ensaios angiográficos. Cardiovasc Drugs Ther, 1997; (1): 257-263.

Defily DV, Chilian WN. Preconditioning protects coronary arteriolar endothelium from ischemi-reperfusion injury. Am J Physiol, 1993; 265: H700-H706.

Del-Campo L, Blanco-Rivero J, Balfagon G. O fenofibrato aumenta a resposta vasoconstritora neuronal em artérias mesentéricas de ratos diabéticos: papel da noradrenalina, do óxido nítrico neuronal e do péptido relacionado com o gene da calcitonina. Eur J Pharmacol, 2011; 666(1-3): 142-149.

Delerive P, Martin-Nizard F, Chinetti G, Trottein F, Fruchart JC, Najib J, Duriez P, Staels B. Os activadores dos receptores activados por proliferadores de peroxissoma inibem a produção de endotelina-1 induzida por trombina em células endoteliais vasculares humanas através da inibição da via de sinalização da proteína activadora-1. Circ Res, 1999; 85: 394-402.

Despres JP, Lemieux I, Robins SJ. Role of fibric acid derivatives in the management of risk factors for coronary heart disease. Drugs, 2004; 64(19): 2177-2198.

Devi S, Kennedy RH, Joseph L, Shekhawat NS, Melchert RB, Joseph J. Effect of long-term hyperhomocysteinemia on myocardial structure and function in hypertensive rats. Cardiovasc. Pathol, 2006; 15: 75-82.

Dewald O, Sharma S, Adrogue J, Salazar R, Duerr GD, Crapo JD, Entman ML, Taegtmeyer H. A desregulação da expressão do gene do recetor alfa ativado por proliferador de peroxissoma num modelo de rato de cardiomiopatia isquémica depende de espécies reactivas de oxigénio e previne a lipotoxicidade. Circulation, 2005; 112(3): 407-415.

Diep QN, Amiri F, Touyz RM, Cohn JS, Endemann D, Neves MF, et al. PPAR-alpha activator effects on Ang II-induced vascular oxidative stress and inflammation. Hypertension, 2002; 40(6): 866-871.

Diep QN, Benkirane K, Amiri F, Cohn JS, Endemann D, Schiffrin EL. O fenofibrato ativador do PPAR-alfa inibe a inflamação e a fibrose do miocárdio em ratos infundidos com angiotensina II. J Mol Cell Cardiol, 2004; 36: 295-304.

Diep QN, Touyz RM, Schiffrin EL. Docosahexaenoic acid, a peroxisome proliferator-activated recetor-alpha ligand, induces apoptosis in vascular smooth muscle cells by stimulation of p38 mitogen- activated protein kinase. Hypertension, 2000; 36: 851-855.

Dobsak P, Siegelova J, Eicher JC, Jancik J, Svacinova H, Vasku J, Kuchtickova S, Horky M, Wolf JE. Melatonin protects against ischemia-reperfusion injury and inhibits apoptosis in isolated working rat heart. Pathophysiology, 2003; 9: 179-187.

Duhaney TA, Cui L, Rude MK, Lebrasseur NK, Ngoy S, De Silva DS, Siwik DA, Liao R, Sam F. As acções independentes do recetor alfa ativado pelo proliferador de peroxissoma do fenofibrato exacerbam a dilatação do ventrículo esquerdo e a fibrose na sobrecarga crónica de pressão. Hypertension, 2007; 49: 1084-1094.

Ebrahim Z, Yellon DM, Baxter GF. Ischemic preconditioning is lost in aging hypertensive rat heart: Efeitos independentes do envelhecimento e da hipertensão de longa data. Exp Geronol, 2007; 42: 807-814.

Eltzschig HK, Ibla JC, Furuta GT, Leonard MO, Jacobson KA, Enjyoji K, Robson SC, Colgan SP. Fosfohidrólise coordenada de nucleótidos de adenina e sinalização de nucleósidos no endotélio pós-hipóxico: Papel das ectonucleotidases e dos receptores de adenosina A2B. J Exp Med, 2003; 198: 783-796.

Ericsson CG, Hamsten A, Nilsson J, Grip L, Svane B, de Faire U. Angiographic assessment of effects of bezafibrate on progression of coronary artery disease in young male postinfarction patients. Lancet, 1996; 347(9005): 849-853.

Eurlings PM, van der Kallen CJ, Geurts JM, van Greevenbroek MM, de Bruin TW. Genetic dissection of familial combined hyperlipidemia (Dissecção genética da hiperlipidemia familiar combinada). Mol Genet Metab, 2001; 74: 98-104.

Farnier M. Pravastatina e fenofibrato em combinação (Pravafenix(®) para o tratamento de pacientes de alto risco com hiperlipidemia mista. Expert Rev Cardiovasc Ther, 2012; 10(5): 565-575.

Farnier M. Atualização sobre a utilidade clínica do fenofibrato nas dislipidemias mistas: mecanismos de ação e prescrição racional. Vasc Health Risk Manag, 2008; 4: 991-1000.

Fazio S, Guyton JR, Polis AB, Adewale AJ, Tomassini JE, Ryan NW, Tershakovec AM. Segurança e eficácia a longo prazo da combinação tripla ezetimiba/simvastatina mais niacina de libertação prolongada em doentes com hiperlipidemia. Am J Cardiol, 2010; 105: 487-494.

Ferdinandy P, Csonka C, Csont T, Szilvassy Z, Dux L. O pré-condicionamento induzido pelo ritmo rápido é recapturado pelo tratamento com farnesol em corações de ratos alimentados com colesterol: papel dos derivados de poliprenil e do óxido nítrico. Mol Cell Biochem, 1998a; 186: 27-34.

Ferdinandy P, Schulz R, Baxter GF. Interação dos factores de risco cardiovascular com a lesão de isquemia/reperfusão do miocárdio, pré-condicionamento e pós-condicionamento. Pharmacol Rev, 2007; 59: 418-458.

Ferdinandy P, Szilvassy Z, Baxter GF. Adaptation to myocardial stress in disease states: is preconditioning a healthy heart phenomenon? Trends Pharmacol Sci, 1998b; 19: 223-229.

Ferdinandy P, Szilvassy Z, Horvath LI, Csont T, Csonka C, Nagy E, Szentgyorgyi R, Nagy I, Koltai M, Dux L. Loss of pacing-induced preconditioning in rat hearts: role of nitric oxide and cholesterol- enriched diet. J Mol Cell Cardiol, 1997; 29: 3321-3333.

Ferdinandy P. Myocardial ischaemia/reperfusion injury and preconditioning: effects of hypercholesterolaemia/hyperlipidaemia. Br J Pharmacol, 2003; 138: 283-285.

Ferrari R, Visioli O. Resultados particulares da isquémia do miocárdio: Atordoamento e hibernação. Pharmacol Res, 1995; 31: 235-241.

Fishbein MC, S Meerbaum, J Rit, U Lando, K Kanmatsuse JC, Mercier et al. Quantificação do tamanho do enfarte agudo do miocárdio na fase inicial: Validação da técnica de coloração enzimática de tecidos com cloreto de trifenil tetrazólio. American Heart Journal, 1981; 101: 593-600.

Forcheron F, Basset A, Abdallah P, Del Carmine P, Gadot N, Beylot M. Cardiomiopatia diabética: efeitos do fenofibrato e da metformina num modelo experimental - o rato diabético Zucker. Cardiovasc Diabetol, 2009; 8 (16): 1-21.

Frank CW, Weinblatt E, Shapiro S, Jones RJ. Atherosclerosis. Berlim - Nova Iorque, Springer-Verlag; 1970.

Frick MH, Elo O, Haapa K, Heinonen OP, Heinsalmi P, Helo P, et al. Helsinki Heart Study: ensaio de prevenção primária com gemfibrozil em homens de meia-idade com dislipidemia. Segurança do tratamento, alterações nos factores de risco e incidência de doença coronária. N Engl J Med, 1987; 317(20): 1237-1245.

Frick MH, Syvanne M, Nieminen MS, Kauma H, Majahalme S, Virtanen V, et al. Prevenção da progressão angiográfica da aterosclerose coronária e da aterosclerose das veias por gemfibrozil após cirurgia de bypass coronário em homens com níveis baixos de colesterol HDL. Grupo de estudo Lopid coronary angiography trial (LOCAT). Circulation, 1997; 96(7): 2137-2143.

Friedewald WT, Levy RI, Fredrickson DS. Estimativa da concentração de colesterol de lipoproteínas de baixa densidade no plasma, sem utilização da ultracentrifugadora preparativa. Clin Chem, 1972; 18: 499-502.

Fruchart JC, Duriez P, Staels B. Peroxisome proliferator-activated recetor-alpha activators regulate genes governing lipoprotein metabolism metabolism, vascular inflammation and atherosclerosis. Curr Opin Lipidol, 1999; 10:245-257.

Fruchart JC, Duriez P. Mode of action of fibrates in the regulation of triglyceride and HDL-cholesterol metabolism. Drugs Today (Barc), 2006; 42(1): 39-64.

Fryer RM, Pratt PF, Hsu AK, Gross GJ. Differential activation of extracellular signal regulated kinase isoforms in preconditioning and opioid-induced cardioprotection. J Pharmacol Exp Ther, 2001; 296: 642-649.

Fujita H, Morita I, Ishikawa K, Murota S. O efeito sinérgico da elastase e do peróxido de hidrogénio na lesão das células endoteliais vasculares deve-se à produção de hidroxilradical nas células endoteliais. J Atheroscler Thromb, 1996; 3(1): 32-38.

Gabilan JC. Tratamento farmacológico da iterícia neonatal: Uma nova abordagem. Arch Pediatr, 1998; 5(11): 1274- 1278.

Ghani RA, Bin Yaakob I, Wahab NA, Zainudin S, Mustafa N, Sukor N, Wan Mohamud WN, Kadir KA, Kamaruddin NA. A influência do fenofibrato no perfil lipídico, disfunção endotelial e marcadores inflamatórios em pacientes com diabetes mellitus tipo 2 com dislipidemia típica e mista. J Clin Lipidol, 2013; 7(5): 446453.

Gho BC, Schoemaker RG, Vanden-Deol MA, Dunker DJ, Verdouw PD. Myocardial protection by brief ischemia in non cardiac tissue. Circulation, 1996; 84**:** 2193-2200.

Ghosh RK, Ghosh SM. Estado atual dos inibidores da CETP no tratamento da hiperlipidemia: An Update. Curr Clin Pharmacol, 2012; **7**: 102-110.

Gilbert JB, Mustard JF. Alguns efeitos do atromid na economia de plaquetas e na coagulação sanguínea no homem. J Atheroscler Res, 1963; 3: 623-633.

Ginghina C, Bejan I, Ceck CD. Estratificação de risco moderna na doença coronária. J Med Life, 2011; 4: 377-386.

Ginsberg HN, Goldberg IJ. Harrison's principles of Internal medicine. In: Braunwald, Fauci, Hauser, Jameson, Kasper & Longo. Disorders of intermediary metabolism, Volume 2, 15th ed., Nova Iorque: Fauci Hauser, Jameson, Kasper & Longo. Nova Iorque: McGraw- Hill Medical Publishing Division; 2001-2247.

Giricz Z, Lalu MM, Csonka C, Bencsik P, Schultz R, and Ferdinandy P. Hyperlipidemia attenuates the infarct size-limiting effect of ischemic preconditioning: role of matrix metalloproteinase-2 inhibition. J Pharmacol Exp Ther, 2006; 316**:** 154-161.

Girod WG, Jones SP, Sieber N, Aw TY, Lefer DJ. Effects of Hyperlipidemia on myocardial ischemia-reperfusion injury in LDL recetor-deficient mice. Arterioscler Thromb Vasc Biol, 1999; 19**:** 2776- 2781.

Gong WH, Zheng WX, Wang J, Chen SH, Pang B, Hu XM, Cao XL. A coexistência de hiperlipidemia e isquemia/reperfusão cerebral aguda induz danos graves no fígado num modelo de rato. World J Gastroenterol, 2012; 18(35): 4934-4943.

Gorudko IV, Kostevich VA, Sokolov AV, Shamova EV, Buko IV, Konstantinova EE, Vasiliev VB, Cherenkevich SN, Panasenko OM. Atividade funcional dos neutrófilos na diabetes mellitus e na doença coronária: papel da mieloperoxidase no desenvolvimento do stress oxidativo. Bull Exp Biol Med, 2012; 154(1): 23-26.

Gotto AM Jr, Moon J. Pitavastatin for the treatment of primary hyperlipidemia and mixed dyslipidemia. Expert Rev Cardiovasc Ther, 2010; 8: 1079-1090.

Goya K, Sumitani S, Xu X, Kitamura T, Yamamoto H, Kurebayashi S, Saito H, Kouhara H, Kasayama S, Kawase I. Os agonistas do recetor ativado por proliferadores de peroxissoma alfa aumentam a expressão da óxido nítrico sintase nas células endoteliais vasculares. Arterioscler Thromb Vasc Biol, 2004; 24(4): 658-663.

Grauvogel J, Daemmrich TD, Ryschich E, Gebhard MM, Werner J. A ingestão crónica de álcool aumenta a gravidade da pancreatite induzida pela administração aguda de álcool, hiperlipidemia e obstrução do ducto pancreático em ratos. Pancreatology, 2010; 10: 603612.

Griendling KK, Minieri CA, Ollerenshaw JD, Alexander RW. Angiotensin II stimulates NADH and NADPH oxidase activity in cultured vascular smooth muscle cells. Circ Res; 1994; 74(6): 1141-1148.

Gross ER, Gross GJ. Ischemic preconditioning and myocardial infarction an update and perspective. Drug Discov Today: Dis Mech, 2007; 4: 165-174.

Grundy SM, Ahrens G, Saten PH, Schreibman PJ. Nestel. Mechanisms of action of clofibrate on cholesterol metabolism in patients with hyperlipidemia. J Lifnd Res, 1972; 13: 531-551.

Gu W, Pagel PS, Warltier DC, Kersten JR. Modificação do risco cardiovascular na diabetes mellitus. Anesthesiology, 2003; 98: 774-779.

Guerre-Millo M, Gervois P, Raspe E. Peroxisome proliferator-activated recetor alpha activators improve insulin sensitivity and reduce adiposity. J Biol Chem, 2000; 275(22): 16638-16642.

Guo F, Huang C, Liao X, Wang Y, He Y, Feng R, et al. Efeitos benéficos da mangiferina na hiperlipidemia em hamsters alimentados com alto teor de gordura. Mol Nutr Food Res, 2011; 55: 1809-1818.

Guyton JR, Brown BG, Fazio S, Polis A, Tomassini JE, Tershakovec AM. Lipid-altering efficacy and safety of ezetimibe/simvastatin coadministered with extended-release niacin in patients with type IIa or type IIb hyperlipidemia. J Am Coll Cardiol, 2008; 22: 51(16):1564-1572.

Hamed S, Brenner B, Roguin A. Óxido nítrico: um fator chave por detrás da disfuncionalidade das células progenitoras endoteliais na diabetes mellitus tipo 2. Cardiovasc Res, 2011; 91(1): 9-15.

Hamid R, Badeli, Reza Sharafil, Seyed Aidin Sajedi. O Efeito do Clofibrato na Hiperbilirrubinemia Neonatal em Icterícia Não Complicada. Jornal Iraniano de Pediatria, 2008; 18(1): 20-24.

Hasani-Ranjbar S, Nayebi N, Moradi L, Mehri A, Larijani B, Abdollahi M. A eficácia e segurança dos medicamentos à base de plantas utilizados no tratamento da hiperlipidemia; uma revisão sistemática. Curr Pharm Des, 2010; 16: 2935-2947.

Hasegawa T, Okada K, Okita Y, Pinsky DJ. Antioxidant properties of pioglitazone limit nicotinamide adenine dinucleotide phosphate hydrogen oxidase and augment superoxide dismutase activity in cardiac allotransplantation. J Heart Lung Transplant, 2011; 30(10): 1186-1196.

Hassouna A, Loubani M, Matata BM, Fowler A, Standen NB, Galinanes M. A disfunção mitocondrial como causa da falha no pré-condicionamento do miocárdio humano diabético. Cardiovasc Res, 2006; 69: 450-458.

Hausenloy DJ, Duchen MR, Yellon DM. Inhibiting mitochondrial permeability transition pore opening at reperfusion protects against ischaemia-reperfusion injury. Cardiovasc Res, 2003; 60: 617-625.

Hausenloy DJ, Maddock HL, Baxter GF, Yellon, DM. Inibição da abertura do poro de transição da permeabilidade mitocondrial: Um novo paradigma para o pré-condicionamento do miocárdio? Cardiovasc Res, 2002; 55: 534-543.

Hausenloy DJ, Wynne AM, Mocanu MM, Yellon DM. O tratamento com glimepirida facilita o pré-condicionamento isquémico no coração diabético. J Cardiovasc Pharmacol Ther, 2013; 18(3): 263-269.

Hausenloy DJ, Yellon DM. Pré-condicionamento e pós-condicionamento: Unidos na reperfusão. Pharmacol Ther, 2007; 116: 173-191.

Hausenloy DJ, Yellon DM. Survival kinases in ischemic preconditioning and postconditioning. Cardiovasc Res, 2006; 70: 240-253.

Hausenloy DJ. Técnicas de cardioprotecção: pré-condicionamento, pós-condicionamento e condicionamento remoto (ciência básica). Curr Pharm Des, 2013; 19(25): 4544-4563.

Hellman L, Zumoff B, Kessler G, Kara E, Rubin IL, Rosenfeld RS. Redução do colesterol sérico e dos lípidos pelo clorofenoxi-isobutirato de etilo. J Atheroscler Res, 1963; 3: 454-466.

Heusch G, Schulz R. Remote preconditioning. J Mol Cell Cardiol, 2002; 34: 1279-1281.

Hexeberg S, Willumsen N, Rotevatn S, Hexeberg E, Berge RK. Acumulação de lípidos induzida pelo colesterol em células do miocárdio de ratos. Cardiovasc Res, 1993; 27: 442-446.

Hopkins AL, Lamm MG, Funk JL, Ritenbaugh C. Hibiscus sabdariffa L. no tratamento da hipertensão e da hiperlipidemia: Uma revisão abrangente de estudos em animais e humanos. Fitoterapia, 2013; 85: 84-94.

Horlick L. Dyslipidemia and metabolic factors in the genesis of heart attack and stroke (Dislipidemia e factores metabólicos na génese do ataque cardíaco e do acidente vascular cerebral). Health Rep, 1994; 6(1): 94-99.

Hoshida S, Yamashita N, Igarashi J, Nishida M, Hori M, Kuzuya T, Tada M. A nitric oxide donor reverses myocardial injury in rabbits with acute Hyperlipidemia. J Pharmacol Exp Ther, 1996; 278: 741-746.

Hottelart C, El Esper N, Rose F, Achard JM, Fournier A. Fenofibrate increases creatininemia by increasing metabolic production of creatinine. Nephron, 2002; 92: 536-541.

Hou R, Goldberg AC. Reduzir o colesterol das lipoproteínas de baixa densidade: estatinas, ezetimiba, sequestrantes de ácidos biliares e combinações: eficácia e segurança comparativas. Endocrinol Metab Clin North Am, 2009; 38: 79-97.

Huang XS, Zhao SP, Bai L, Hu M, Zhao W, Zhang Q. A atorvastatina e o fenofibrato aumentam a apolipoproteína AV e diminuem os triglicéridos através da regulação positiva do recetor alfa ativado por proliferador de peroxissoma. Br J Pharmacol, 2009; 158(3): 706-712.

Ibarra-Lara L, Cervantes-Perez LG, Perez-Severiano F, Del Valle L, Rubio-Ruiz E, Soria-Castro E, Pastelrn-Hernandez GS, Sanchez- Aguilar M, Martrnez-Lazcano JC, Sanchcz-Mcndoza A. A estimulação do PPARalfa exerce um efeito de redução da tensão arterial através de diferentes mecanismos e de forma dependente do tempo. Eur J Pharmacol, 2010; 627(1-3): 185-193.

Ibarra-Lara L, Hong E, Soria-Castro E, Torres-Narvaez JC, Perez-Severiano F, Del Valle-Mondragon L, Cervantes-Perez LG, Ramirez-Ortega M, Pastelin-Hernandez GS, Sanchez-Mendoza A. A ativação do PPARα com clofibrato reduz o stress oxidativo e melhora a ultraestrutura e a hemodinâmica ventricular na isquemia miocárdica sem fluxo. J Cardiovasc Pharmacol, 2012; 60(4): 323334.

Ichihara K, Yamaguchi C, Araya Y, Sakamoto A, Yoneda K. Preparação de ésteres metílicos de ácidos gordos por metanólise selectiva de glicerolípidos polares. Lipids, 2010; 45(4): 367-374.

Ichihara S, Obata K, Yamada Y, Nagata K, Noda A, Ichihara G, Yamada A, Kato T, Izawa H, Murohara T, Yokota M. A atenuação da disfunção cardíaca por um agonista PPAR-alfa está associada à regulação negativa dos factores de transcrição regulados por redox. J Mol Cell Cardiol, 2006; 41: 318-329.

Idzior-Walus B, Sieradzki J, Rostworowski W, Zdzienicka A, Kawalec E, Wojcik J, Zarnecki A, Blane G. Efeitos do fenofibrato em quadradinhos na sensibilidade aos lípidos e à insulina em pacientes com síndrome polimetabólica X. Eur J Clin Invest, 2000; 30(10): 871878.

Iglarz M, Touyz RM, Viel EC, Paradis P, Amiri F, Diep QN, Schiffrin EL. Peroxisome proliferator-activated recetor-alpha and receptorgamma activators prevent cardiac fibrosis in mineralocorticoiddependent hypertension. Hypertension, 2003; 42: 737-743.

Ilan Goldenberg, Michal Benderly, Uri Goldbourt. Atualização sobre o uso de fibratos: foco no bezafibrato. Vasc Health and Risk Manag, 2008; 4(1): 131-141.

Iliodromitis, EK, Lazou A, Kremastinos DT. Pré-condicionamento isquémico: Proteção contra a necrose e apoptose do miocárdio. Vasc Health Risk Mang, 2007; 3**:** 629-637.

Intengan HD, Schiffrin EL. Vascular remodeling in hypertension: roles of apoptosis, inflammation, and fibrosis (Remodelação vascular na hipertensão: papéis da apoptose, inflamação e fibrose). Hypertension, 2001; 38: 581-587.

Irukayama-Tomobe Y, Miyauchi T, Sakai S, Kasuya Y, Ogata T, Takanashi M, Iemitsu M, Sudo T, Goto K, Yamaguchi I.

A hipertrofia cardíaca induzida pela endotelina-1 é inibida pela ativação do recetor alfa ativado pelo proliferador de peroxissoma, em parte através do bloqueio da via da quinase c Jun NH2-terminal. Circulation, 2004; 109: 904-910.

Ishihara M, Inoue I, Kawagoe T, Shimatani Y, Kurisu S, Nishioka K, Kouno Y, Umemura T, Nakamura S, Sato H. A diabetes mellitus previne o pré-condicionamento isquémico em doentes com um primeiro enfarte agudo do miocárdio de parede anterior. J Am Coll Cardiol, 2001; 38: 1007-1011.

Iughetti L, Bruzzi P, Predieri B. Avaliação e tratamento da hiperlipidemia em crianças e adolescentes. Curr Opin Pediatr, 2010; 22: 485-493.

Javadov SA, Clarke S, Das M, Griffiths EJ, Lim KH, Halestrap AP. Ischaemic preconditioning inhibits opening of mitochondrial permeability transition pores in the reperfused rat heart. J Physiol, 2003; 549: 513-524.

Jenkins DP, Steare SE, Yellon DM. Preconditioning the human myocardium: Recent advances and aspirations for the development of a new means of cardio protection in clinical practice. Cardiovasc Drugs Ther, 1995; 9: 739-747.

Jia D, Yamamoto M, Otani M, Otsuki M. Bezafibrate on lipids and glucose metabolism in obese diabetic Otsuka Long-Evans Tokushima fatty rats. Metabolismo, 2004; 53(4): 405- 413.

Jones P. Estudo comparativo da eficácia da dose de atorvastatina versus sinvastatina, pravastatina, lovastatina e fluvastatina em pacientes com hiperlipidemia. Am J Cardiol, 1998; 81: 582-587.

Jorgensen T, Capewell S, Prescott E, Allender S, Sans S, Zdrojewski T, De Bacquer D, de Sutter J, Franco OH, Logstrup S, Volpe M, Malyutina S, Marques-Vidal P, Reiner Z, Tell GS, Verschuren WM, Vanuzzo D; secção PEP da EACPR. Alterações a nível da população para promover a saúde cardiovascular. Eur J Prev Cardiol, 2013; 20(3): 409-421.

Jozefowicz E, Brisson H, Rozenberg S, Mebazaa A, Gele P, Callebert J, Lebuffe G, Vallet B, Bordet R, Tavernier B. A ativação do recetor alfa ativado por proliferador de peroxissoma pelo fenofibrato previne a disfunção miocárdica durante a endotoxemia em ratos. Crit Care Med, 2007; 35: 856-863.

Jung, O, Jung W, Malinski T, Wiemer G, Schoelkens BA, Linz W. Ischemic preconditioning and infarct mass: effect of Hyperlipidemia and endothelial dysfunction. Clin Exp Hypertens, 2000; 22: 165-179.

Kagan A, Dawber TR, Kannel WB, Revotskie N. The Framingham study: a prospective study of coronary heart disease. Fed Proc, 1962; 21(4): 52-57.

Katakam PV, Jordan JE, Snipes JA, Tulbert CD, Miller AW, Busija DW. Myocardial preconditioning against ischemia-reperfusion injury is abolished in Zucker obese rats with insulin resistance. Am J Physiol Regul Integr Comp Physiol, 2007; 292(2): R920-R926.

Katakam PVG, Jordan JE, Snipes JA, Tulbert CD, Miller AW, Busija DW. Myocardial preconditioning against ischemia-reperfusion injury is abolished in Zucker obese rats with insulin resistance. Am J Physiol Regulatory Integrative Comp Physiol, 2007; 292: 920926.

Kaur H, Parikh V, Sharma A, Singh M. Effect of amiloride a Na/H exchange inhibitor on cardioprotective effect of ischaemic preconditioning: Possible involvement of resident cardiac mast cells. Pharmacol Res, 1997; 36: 95-102.

Kaur J, Reddy K, Balakumar P. O novo papel do fenofibrato na prevenção da disfunção endotelial vascular induzida pela nicotina e pelo arsenito de sódio no rato. Cardiovasc Toxicol, 2010; 10(3): 227-238.

Keech A, Simes RJ, Barter P, Best J, Scott R, Taskinen MR, et al. Effects of long-term fenofibrate therapy on cardiovascular events in 9795 people with type 2 diabetes mellitus (the FIELD study): randomized controlled trial. Lancet, 2005; 366(9500): 1849-1861.

Kelly RB. Diet and exercise in the management of hyperlipidemia. Am Fam Physician, 2010; 81: 1097-1102.

Kersten JR, Taller WG, Gross ER, Pagel PS, Warltier, DC. Diabetes abolishes ischemic preconditioning: Role of glucose, insulin and osmolalidade. Am J Physiol Heart Circ Physiol, 2000; 278: H1218- H1224.

Kesaniemi A. Cholesterol absorption inhibitors in the treatment of hyperlipidemia: clinical outcomes in large clinical trials (Inibidores da absorção do colesterol no tratamento da hiperlipidemia: resultados clínicos em grandes ensaios clínicos). Fundam Clin Pharmacol, 2007; 21: 29-30.

Kevelaitis E, Oubenaissa A, Mouas C, Peynet J, Menasche P. Ischemic preconditioning with opening of mitochondrial adenosine triphosphate- sensitive potassium channels or Na/H exchange inhibition: Qual é a melhor estratégia de proteção para os transplantes cardíacos? J Thorac Cardiovasc Surg, 2001; 121: 155-162.

Kleinbongard P, Baars T, Heusch G. Antagonistas do cálcio na isquemia/reperfusão do miocárdio - atualização de 2012. Wien Med Wochenschr, 2012; 162(13-14): 302-310.

Kloner RA, Rezkalla SH. Pré-condicionamento, pós-condicionamento e sua aplicação na cardiologia clínica. Cardiovas Res, 2007; 70: 297307.

Knopp RH. Tratamento medicamentoso dos distúrbios lipídicos. N Eng J Med, 1999; 341: 498-511.

Kobayashi M, Ikegami H, Fujisawa T, Nojima K, Kawabata Y, Noso S, Babaya N, Itoi-Babaya M, Yamaji K, Hiromine Y, Shibata M, Ogihara T. Prevention and treatment of obesity, insulin resistance, and diabetes by bile acid-binding resin. Diabetes, 2007; 56(1): 239247.

Kocic I, konstanski z, Kaminski M, Dworakowska D, Dworakowski R. Experimental hyperlipidemia prevents the protective effect of ischemic preconditioning on the contractility and responsiveness to phenylephrine of rat-isolated stunned papillary muscle. Gen Pharmacol, 1999; 33: 213-219.

Koh KK, Han SH, Quon MJ, Ahn JY, Shin EK. Efeitos benéficos do fenofibrato para melhorar a disfunção endotelial e aumentar os níveis de adiponectina em pacientes com hipertrigliceridemia primária. Diabetes Care, 2005a; 28(6): 1419-1424.

Koh KK, Han SH, Quon MJ. Role of inflammatory markers and the metabolic syndrome: insights from therapeutic interventions. J Am Coll Cardiol, 2005b; 46(11): 1978-1985.

Koh KK, Quon MJ, Han SH, Chung WJ, Ahn JY, Kim JA, LeeY, Shin EK. Efeitos benéficos aditivos do fenofibrato combinado com candesartan no tratamento de pacientes hipertensos hipertrigliceridémicos. Diabetes Care, 2006; 29(2): 195-201.

Koh KK, Quon MJ, Rosenson RS, Chung WJ, Han SH. Vascular and metabolic effects of treatment of combined hyperlipidemia: focus on statins and fibrates. Int J Cardiol, 2008; 124: 149-159.

Koh KK. Effects of statins on vascular wall: vasomotor function, inflammation, and plaque stability (Efeitos das estatinas na parede vascular: função vasomotora, inflamação e estabilidade da placa). Cardiovasc Res, 2000; 47 (4): 648-657.

Kong JY, Rabkin SW. Redução da apoptose cardíaca induzida por palmitato por fenofibrato. Mol Cell Biochem, 2004; 258: 1-13.

Krakoff J, Vela BS, Brinton EA. The role of fibric acid derivatives in the secondary prevention of coronary heart disease (O papel dos derivados do ácido fíbrico na prevenção secundária da doença coronária). Curr Cardiol Rep, 2000; 2(5): 452-458.

Kremastinos DT, Bofilis E, Karavolias GK, Papalois A, Kaklamanis L, Iliodromitis EK. Preconditioning limits myocardial infarct size in hyperlipidemic rabbits. Atherosclerosis, 2000; 150: 81-89.

Kritas SK, Saggini A, Varvara G, Murmura G, Caraffa A, Antinolfi P, Toniato E, Pantalone A, Neri G, Frydas S, Rosati M, Tei M, Speziali A, Saggini R, Pandolfi F, Cerulli G, Theoharides TC, Conti P. A luteolina inibe a inflamação alérgica mediada por mastócitos. J Biol Regul Homeost Agents, 2013; 27(4): 955959.

Kritchevsky D. Veículo de colesterol na aterosclerose experimental. Uma breve revisão com especial referência ao óleo de amendoim. Arch Pathol Lab Med, 1988; 112: 1041-1044.

Kurtoglu E, Balta S, Sincer I, Altas Y, Atas H, Yilmaz M, Korkmaz H, Erdem K, Akturk E, Demirkol S, Can C. Comparação dos efeitos do tratamento com rosuvastatina versus atorvastatina nos níveis plasmáticos de dimetilarginina assimétrica em doentes com hiperlipidemia

Ter doença arterial coronária. Angiologia, 2013; 24. (No prelo)

Kyriakides ZS, Psychari S, Iliodromitis EK, Kolettis TM, Sbarouni E, Kremastinos DT. A hiperlipidemia impede a redução esperada da isquemia miocárdica em insuflações repetidas do balão durante a angioplastia. Chest, 2002; 121: 1211-1215.

Labinskyy V, Bellomo M, Chandler MP, Young ME, Lionetti V, Qanud K, Bigazzi F, Sampietro T, Stanley WC, Recchia FA. Chronic activation of peroxisome proliferator-activated recetor-alpha with fenofibrate prevents alterations in cardiac metabolic phenotype without changing the onset of decompensation in pacing-induced heart failure. J Pharmacol Exp Ther, 2007; 321: 165-171.

Lalloyer F, Wouters K, Baron M, Caron S, Vallez E, Vanhoutte J, Bauge E, Shiri-Sverdlov R, Hofker M, Staels B, Tailleux A. O nível do gene do recetor alfa ativado pelo proliferador de peroxissoma afecta de forma diferente o metabolismo lipídico e a inflamação em ratinhos knock-in da apolipoproteína E2. Arterioscler Thromb Vasc Biol, 2011; 31(7): 1573-1579.

Langendorff, O. Untersuchungen am uberlebenden Saugethierherzen. Archiv furdie gesammte Physiologie des Menschen und der Thiere Bonn, 1895; 61: 291-232.

Lebrasseur NK, Duhaney TA, De Silva DS, Cui L, Ip PC, Joseph L, Sam F. Effects of fenofibrate on cardiac remodeling in aldosterone- induced hypertension. Hypertension, 2007; 50(3): 489-496.

Lee BH, Hsu WH, Liao TH, Pan TM. O metabolito Monascus monascin contra a resistência à insulina induzida por TNF-α através da supressão da fosforilação PPAR-γ em miotubos C2C12. Food Chem Toxicol, 2011; 49(10): 2609-2617.

Lee CY, Yu MC, Lin CC, Lee MY, Wei JC, Shih HC. Eficácia e segurança do chá de ervas medicinais yun-cai no tratamento da hiperlipidemia: Um ensaio clínico duplo-cego controlado por placebo. Chin J Integr Med, 2013. (No prelo)

Lee JH, Oh JH, Lee YJ. Efeitos da hiperlipidemia experimental na farmacocinética do tadalafil em ratos. J Pharm Pharm Sci, 2012; 15(4): 528-537.

Li CB, Li XX, Chen YG, Zhang C, Zhang MX, Zhao XQ, Hao MX, Hou XY, Gong ML, Zhao YX, Bu PL, Zhang Y. Efeitos e mecanismos do fenofibrato ativador do PPAR alfa na remodelação do miocárdio na hipertensão. J Cell Mol Med, 2009; 13: 44444452.

Li G, Tokuno S, Tahep L.P, Vaage J, Lowbeer C, Valen G. O pré-condicionamento protege o coração do rato gravemente aterosclerótico. Ann Thorac Surg, 2001; 71: 1296-1303.

Li R, Zheng W, Pi R, Gao J, Zhang H, Wang P, Le K, Liu P. A ativação do recetor alfa ativado por proliferadores de peroxissoma previne a fosforilação da glicogénio sintase 3 beta e inibe a hipertrofia cardíaca. FEBS Lett, 2007; 581: 3311-3316.

Li XD, Cheng YT, Yang YJ, Meng XM, Zhao JL, Zhang HT, Wu YJ, You SJ, Wu YL. Fosforilação da eNOS mediada por PKA na proteção do pré-condicionamento isquémico contra o não-refluxo. Microvasc Res, 2012; 84(1): 44-54.

Li Z, Jin ZQ. O pré-condicionamento isquémico aumenta a integridade das junções estreitas do endotélio coronário. Biochem Biophys Res Commun, 2012; 425(3): 630-635.

Liang F, Wang F, Zhang S, Gardner DG. Os agonistas do recetor alfa ativado pelo proliferador de peroxissoma (PPAR) inibem a hipertrofia dos miócitos cardíacos de ratos neonatos. Endocrinology, 2003; 144: 41874194.

Lie JT, Pairolero PC, Holley KE e Titus JL. Verificação macroscópica do mapa enzimático de enfartes do miocárdio experimentais, grandes e homogéneos, de tamanho e localização previsíveis em cães. The Journal of Thoracic and Cardiovascular Surgery, 1975; 69: 599605.

Liem DA, Verdouw PD, Ploeg H, Kazim S, Duncker DJ. Sites of action adenosine in interorgan preconditioning of the heart. Am J Physiol Heart Circ Physiol, 2002; 283, H29-H37.

Linkermann A, Brasen JH, Darding M, Jin MK, Sanz AB, Heller JO, De Zen F, einlich R, Ortiz A, Walczak H, Weinberg JM, Green DR, Kunzendorf U, Krautwald S. Duas vias independentes de necrose regulada medeiam a lesão de isquemia-reperfusão. Proc Natl Acad Sci USA, 2013; 110(29): 12024-12029.

Lipman TH, Hayman LL, Fabian CV, DiFazio DA, Hale PM, Goldsmith BM, et al. Factores de risco para doenças cardiovasculares em crianças com diabetes tipo I. Nurs Res, 2000; 49: 160-166.

Little JA, Shanoff HM, Roe RD, Csima A, Yano R. Estudos de homens sobreviventes de enfarte do miocárdio. IV. Lípidos séricos e sobrevivência a cinco anos. Circulation, 1965; 31: 854-862.

Liu J, Lu C, Li F, Wang H, He L, Hao Y, Chen AF, An H, Wang X, Hong T, Wang G. O agonista do PPAR-α Fenofibrato regula o nível de tetrahidrobiopterina através do aumento da expressão da guanosina 5'-trifosfato ciclohidrolase-I em células endoteliais da veia umbilical humana. PPAR Res, 2011: 520-523.

Lopes RD, Lokhnygina Y, Hasselblad V, Newby KL, Yow E, Granger CB, Armstrong PW, Hochman JS, Mills JS, Ruzyllo W, Mahaffey KW. Métodos de análise da creatina quinase-MB para prever a mortalidade em pacientes com infarto do miocárdio tratados com terapia de reperfusão. Trials, 2013; 14: 123.

Lu X, Liu J, Cao X, Hou X, Wang X, Zhao C, Wang Y, Li Y, Seo H, Gao B. A lipoproteína de baixa densidade nativa induz a apoptose das células β pancreáticas através da geração de espécies reactivas de oxigénio em excesso. Lipids Health Dis, 2011; 10: 123.

Luci S, Giemsa B, Kluge H, Eder K. Clofibrate causes an upregulation of PPAR-α target genes but does not alter expression of SREBP target genes in liver and adipose tissue of pigs. AJP - Regu Physiol, 2007; 293 (1): R70-R77.

Luscinskas FW, Ma S, Nusrat A, Parkos CA, Shaw SK. The role of endothelial cell lateral junctions during leukocyte trafficking (O papel das junções laterais das células endoteliais durante o tráfico de leucócitos). Immunol Rev, 2002; 186: 57-67.

Mandard S, Muller M, Kersten S. Peroxisome proliferator-activated recetor alpha target genes. Cell Mol Life Sci, 2004; 61(4): 393416.

Manninen V, EIo MO, Frick MH, et al. Lipid alterations and decline in the incidence of coronary heart disease in the Helsinki Heart Study. JAMA, 1988; 260(5): 641-651.

Marshall WJ. Lípidos e lipoproteínas. In: Illustrated Text Book of Clinical Chemistry, 2nd ed., Londres. London: Gower Medical Publishing; 1992; 222-237.

Maruyama S, Kato K, Kodama M, Hirono S, Fuse K, Nakagawa O, Nakazawa M, Miida T, Yamamoto T, Watanabe K, Aizawa Y. O fenofibrato, um ativador do recetor alfa ativado por proliferador de peroxissoma, suprime a miocardite autoimune experimental estimulando a via da interleucina-10 em ratos. J Atheroscler Thromb, 2002; 9: 87-92.

Mascareno E, El-Shafei M, Maulik N, Sato M, Guo Y, Das DK, Siddiqui MA. JAK/STAT signaling is associated with cardiac dysfunction during ischemia and reperfusion. Circulation, 2001; 104: 325-329.

Maxwell SR, Lip GY. Lesão de reperfusão: A review of the pathophysiology, clinical manifestations and therapeutic options. Int J Cardiol, 1997; 58: 95-117.

McCullough PA, Ahmed AB, Zughaib MT, Glanz ED, Di Loreto MJ. Tratamento da hipertrigliceridemia com derivados do ácido fíbrico: impacto nas subfracções lipídicas e tradução na redução de eventos cardiovasculares. Rev Cardiovasc Med, 2011; 12:173-185.

McDonough JL, Arrell DK, Van-Eyk JE. Troponin I degradation and covalent complex formation accompanies myocardial ischemia/reperfusion injury. Circ Res, 1999; 84: 9-20.

McKenney JM, Farnier M, Lo KW, Bays HE, Perevozkaya I, Carlson G, et al. Segurança e eficácia da coadministração a longo prazo de fenofibrato e ezetimiba em doentes com hiperlipidemia mista. J Am Coll Cardiol, 2006; 47(8): 1584-1587.

Mellon WS, Goldberg AP, Witiak DT, Feller DR. Differential effect of clofibrate on hepatic drug oxidation and cholesterol 7a- hydroxylation. Biochem. Pharmacol, 1976; 25: 2403-2406.

Miyazaki T, Shimada K, Miyauchi K, Kume A, Tanimoto K, Kiyanagi T, Sumiyoshi K, Hiki M, Mokuno H, Okazaki S, Sato H, Kurata T,

Daida H. Effects of fenofibrate on lipid profiles, cholesterol ester transfer activity, and in-stent intimal hyperplasia in patients after elective coronary stenting. Lipids Health Dis, 2010; 9: 122.

Moutzouri E, Kei A, Elisaf MS, Milionis HJ. Gestão de dislipidemias com fibratos, isoladamente e em combinação com estatinas: papel do ácido fenofíbrico de libertação retardada. Vasc Health Risk Manag, 2010; 6: 525-539.

Mozaffari MS, Liu JY, Abebe W, Baban B. Mecanismos de dependência de carga da lesão de reperfusão de isquemia miocárdica. Am J Cardiovasc Dis, 2013; 3(4): 180-196.

Muller V, losonczy G, Vannay U, Fekete A, Reusz G, Tulassay T, Szabo AJ. Sexual dimorphism in renal ischemia-reperfusion injury in rats: Possible role of endothelin. Kidney International, 2002; 62: 13641371.

Murry CE, Jenning RB, Reimer KA. Pré-condicionamento com isquémia: A delay of lethal cell injury in ischaemic myocardium. Circulation, 1986; 74: 1124-1136.

Nakajima T, Tanaka N, Kanbe H, Hara A, Kamijo Y, Zhang X, et al. Bezafibrate at Clinically Relevant Doses Decreases Serum/Liver Triglycerides via Down-Regulation of Sterol Regulatory ElementBinding Protein-1c in Mice: A Novel Peroxisome Proliferator- Activated Recetor aplha-Independent Mechanism. Mol Pharmacol, 2009; 75(4): 782-792.

Nakamura M, Wang NP, Zhao ZQ, Wilcox JN, Thourani VH, Guyton RA, Vinten-Johansen J. O pré-condicionamento diminui a BAX expressão, acumulação de PMN e apoptose no coração de rato reperfundido. Cardiovasc Res, 2000; 45: 661-670.

Newaz M, Blanton A, Fidelis P, Oyekan A. NAD(P)H oxidase/nitric oxide interactions in peroxisome proliferator activated recetor (PPAR)alpha-mediated cardiovascular effects. Mutat Res, 2005; 579:163-171.

Newaz M, Ranganna K, Truong L, Oyekan A. Effect of peroxisome proliferator-activated recetor-[alpha] siRNA on hypertension and renal injury in the rat following nitric oxide withdrawal and high salt diet. J Hyperten, 2009; 27: 2223-2231.

Nicole S Wayman, Yoshiyuki Hattori, Michelle C Mcdonald, Helder Mota-Filipe, Salvatore Cuzzocrea, Barbara Pisano, Prabal K. Chatterjee e Christoph Thiemermann1. Os ligandos dos receptores activados por proliferadores de peroxissoma (PPARα e PPARγ) reduzem o tamanho do enfarte do miocárdio. The FASEB Journal, 2002; 16(9): 1027-1040.

O'Brien NW, Gellings NM, Guo M, Barlow SB, Glembotski CC, Sabbadini RA. Fator associado à ativação da esfingomielinase neutra e o seu papel na morte de células cardíacas. Circulation, 2003; 92: 589-591.

Ogata T, Miyauchi T, Sakai S, Irukayama-Tomobe Y, Goto K, Yamaguchi I. A estimulação do recetor alfa ativado por proliferador de peroxissoma (PPAR alfa) atenua a fibrose cardíaca e a produção de endotelina-1 em corações de ratos com sobrecarga de pressão. Clin Sci, 2002; 103: 284S-288S.

Ogata T, Miyauchi T, Sakai S, Takanashi M, Irukayama-Tomobe Y, Yamaguchi I. A fibrose miocárdica e a disfunção diastólica em ratos hipertensos com sal e acetato de desoxicorticosterona são melhoradas pelo fenofibrato ativador do recetor alfa ativado por proliferador de peroxissoma, em parte através da supressão de respostas inflamatórias associadas à via do fator nuclear-kappa-B. J Am Coll Cardiol, 2004; 43: 1481-1488.

Ohkawa H, Ohishi N, Yagi K. Assay for lipid peroxides in animal tissues by thiobarbituric acid reaction. Anal Biochem, 1979; 95: 351-358.

Okrainec K, Banerjee DK, Eisenberg MJ. Coronary artery disease in the developing world (Doença arterial coronária no mundo em desenvolvimento). Am Heart J, 2004; 148: 7-15.

Oldenburg O, Qin Q, Sharma AR, Cohen MV, Downey JM, Benoit JN. Acetylcholine leads to free radical production dependent on KATP channels, Gi proteins, PI3K and TK. Cardiovasc Res, 2002; 55: 544-552.

Oliver CN, Starke-Reed PE, Stadtman ER, Liu GJ, Carney JM, Floyd RA. Oxidative damage to brain proteins, loss of glutamine synthetase activity, and production of free radicals during ischemia/reperfusion-induced injury to gerbil brain. Proc Natl Acad Sci U S A, 1990; 87(13): 5144-5147.

Oliver MF, Heady JA, Morris JN, Cooper J. WHO cooperative trial on primary prevention of ischemic heart disease with clofibrate to lower serum cholesterol: Final mortality follow-up. Relatório do Comité de Investigadores Principais. Lancet, 1984; 2: 600-604.

Oliver MF. Further observations on the effects of atromid and of ethyl chlorophenoxyisobutyrate on serum lipid levels. J Atheroscler Res, 1963; 3: 427-444.

Oliver MF. Redução dos níveis séricos de lípidos e de ácido úrico por uma androsterona ativa por via oral. Lancet, 1962; 1(7243): 1321-1323.

Ono H, Osanai T, Ishizaka H, Hanada H, Kamada T, Onodera H, Fujita N, Sasaki S, Matsunaga T, Okumura K. Nicorandil melhora a função cardíaca e os resultados clínicos em doentes com enfarte agudo do miocárdio submetidos a intervenção coronária percutânea primária: papel do efeito inibidor na formação de espécies reactivas de oxigénio. Am Heart J, 2004; 148: E15-E21.

Onody A, Csonka C, Giricz Z, Ferdinandy P. A hiperlipidemia induzida por uma dieta rica em colesterol leva a uma maior formação de peroxinitritos no coração de ratos. Cardiovasc Res, 2003; 58: 663-670.

Ozer MK, Parlakpinar H, Cigremis Y, Ucar M, Vardi N, Acet A. A isquémia-reperfusão leva à depleção do conteúdo de glutatião e ao aumento da produção de malondialdeído no coração do rato devido à produção excessiva de oxidantes: poderá o éster fenetílico do ácido cafeico (CAPE) proteger o coração? Mol Cell Biochem, 2005; 273(1-2): 169175.

Pacher P, Szabo C. Role of the peroxynitrite-poly (ADP-ribose) polymerase pathway in human disease (Papel da via da peroxinitrite-poli (ADP-ribose) polimerase na doença humana). Am J Pathol, 2008; 173: 213.

Panes J, Perry M, Granger DN. Leukocyte endothelial cell adhesion: Avenues for therapeutic intervention. Brit J Pharmacol, 1999; 126: 537-550.

Parikh V, Singh M. Possible role of adrenergic component and cardiac mast cell degranulation in preconditioning-induced cardioprotection. Pharmacol Res, 1999; 40: 129-137.

Paterson JC, Armsrong R, Armstrong EC. níveis séricos de lípidos e a gravidade da aterosclerose coronária e cerebral em homens adequadamente nutridos, com 60 a 69 anos de idade. Circulation, 1963; 27: 229236.

Pedersen KR, Ravn HB, Povlsen JV, Schmidt MR, Erlandsen EJ, Hjortdal VE. Falha do pré-condicionamento isquémico remoto para reduzir o risco de lesão renal aguda pós-operatória em crianças submetidas a operação para doença cardíaca congénita complexa: um estudo randomizado de centro único. J Thorac Cardiovasc Surg, 2012; 143(3): 576583.

Pell TJ, Baxter GF, Yellon D, Drew GM. Renal ischemia preconditioning myocardium role of adenosine receptors and ATP-sensitive potassium chennals. Am J Physiol, 1998; 275: H1542-H1547.

Pennacchio LA, Olivier M, Hubacek JA, Cohen JC, Cox DR, Fruchart JC et al. An apolipoprotein influencing triglycerides in humans and mice revealed by comparative sequencing. Science, 2001; 294(5540): 169-173.

Perez-Mendez O, Pacheco HG, Martinez-Sanchez C, Franco M. HDL-colesterol no risco de doença arterial coronária: Função ou estrutura? Clin Chim Ata, 2013; 429C: 111-122.

Perrelli MG, Pagliaro P e Penna C. Ischemia/reperfusion injury and cardioprotective mechanisms: Role of mitochondria and reactive oxygen species. World J Cardiol, 2011; 3(6): 186-200.

Pertsemlidis D, Panveliwalla D, Ahrens EH Jr. Effects of clofibrate and of an estrogen-progestin combination on fasting biliary lipids and cholic acid kinetics in man. Gastroenterology, 1974; 66(4): 565573.

Peters JM, Aoyama T, Burns AM, Gonzalez FJ. Bezafibrate is a dual ligand for PPAR-alpha and PPAR-beta: studies using null mice. Biochim Biophys Ata, 2003; 1632(1-3): 80-89.

Pettersen JC, Pruimboom-Brees I, Francone OL, Amacher DE, Boldt SE, Kerlin RL, Ballinger WE. Os agonistas PPARα fenofibrato e CP-778875 causam aumento da β-oxidação, levando a lesão oxidativa no músculo esquelético e cardíaco no rato. Toxicol Pathol, 2012; 40(3): 435-447.

Pilcher JM, Young P, Weatherall M, Rahman I, Bonser RS, Beasley RW. Uma revisão sistemática e meta-análise dos efeitos cardioprotectores do pré-condicionamento isquémico remoto em cirurgia cardíaca aberta. J R Soc Med, 2012; 105(10): 436-445.

Pomerantz BJ, Reznikov LL, Harken AH, Dinarello CA. A inibição da caspase 1 reduz a disfunção isquémica do miocárdio humano através da inibição de IL-18 e IL-1β. Proc Natl Acad Sci, 2001; 98: 28712876.

Post H, Heusch G. Ischemic preconditioning. Factos experimentais e perspetiva clínica. Minerva Cardioangiol, 2002; 50: 569-605.

Poynter ME, Daynes RA. A ativação do recetor alfa ativado por proliferadores de peroxissoma modula o estado redox celular, reprime a sinalização do fator nuclear kappaB e reduz a produção de citocinas inflamatórias no envelhecimento. J Biol Chem, 1998; 273: 32833-32841.

Prieur X, Coste H, Rodriguez JC. O gene da apolipoproteína AV humana é regulado pelo recetor alfa ativado por proliferador de peroxissoma e contém um novo elemento de resposta do recetor ativado por X farnesóide. J Biol Chem, 2003; 278(28): 25468-25480.

Przyklenk K, Baurer B, Ovize M, Kloner RA, Whittaker P. O "pré-condicionamento" isquémico regional protege o miocárdio virgem remoto da subsequente oclusão coronária sustentada. Circulation, 1993; 87: 893-899.

Przyklenk K, Darling CE, Dickson EW, Whittaker P. Cardioprotection 'outside the box' the evolving paradigm of remote preconditioning. Basic Res Cardiol, 2003; 98: 149-157.

Pueyo ME, Gonzalez W, Nicoletti A, Savoie F, Arnal JF e Michel JB. Angiotensin II stimulates endothelial vascular cell adhesion molecule-1 via nuclear fator-kappaB activation induced by intracellular oxidative stress. Arterioscler Thromb Vasc Biol, 2000; 20: 645-651.

Puskas LG, Nagy ZB, Giricz Z, Onody A, Csonka C, Kitajka K. Cholesterol diet-induced hyperlipidemia influences gene expression pattern of rat hearts: a DNA microarray study. FEBS Lett, 2004; 562: 99-104.

Qin YW, Ye P, He JQ, Sheng L, Wang LY, Du J. A sinvastatina inibiu a hipertrofia cardíaca e a fibrose em ratos deficientes em apolipoproteína E alimentados com uma "dieta de estilo ocidental", aumentando a expressão de PPAR α e γ e reduzindo os níveis de TC, MMP-9 e Cat S. Ata Pharmacol Sin, 2010; 31(10): 1350-1358.

Quintana M, Kahan T, Hjemdahl P. Pharmacological prevention of reperfusion injury in acute myocardial infarction. Um papel potencial para a adenosina como agente terapêutico. Am J Cardiovasc Drugs, 2004; 4: 159-167.

Quy N Diep, Farhad Amiri, Rhian M. Touyz, Jeffrey S. Cohn, Dierk Endemann, Mario Fritsch Neves, Ernesto L. Schiffrin. PPARα Activator Effects on Ang II-Induced Vascular Oxidative Stress and Inflammation. Hypertension, 2002; 40: 866-871.

Raedschelders K, Ansley DM, Chen DD. The cellular and molecular origin of reactive oxygen species generation during myocardial ischemia and reperfusion. Pharmacol Ther, 2012; 133(2): 230-255.

Rajagopalan S, Kurz S, Munzel T, Tarpey M, Freeman BA, Griendling KK e Harrison DG. Angiotensin II-mediated hypertension in the rat increases vascular superoxide production via membrane NADH/NADPH oxidase activation: contribution to alterations of vasomotor tone. J Clin Invest, 1996; 97:1916-1923.

Ramzy D, Rao V, Weisel RD. Aplicabilidade clínica do pré-condicionamento e pós-condicionamento: The cardiothoracic surgeons's view. Cardiovas Res, 2007; 70: 174-180.

Ravingerova T, Carnicka S, Nemcekova M, Ledvenyiova V, Adameova A, Kelly T, Barlaka E, Galatou E, Khandelwal VK, Lazou A. A ativação do PPAR-alfa como intervenção semelhante ao pré-condicionamento em ratos in vivo confere proteção do miocárdio contra a lesão aguda de isquémia-reperfusão: envolvimento de PI3K-Akt. Can J Physiol Pharmacol, 2012; 90(8): 1135-1144.

Reddy JK, Azarnoff DL, Hignite CE. Os proliferadores de peroxissoma hepático hipolipidémicos formam uma nova classe de carcinogéneos químicos. Nature, 1980; 283: 397-398.

Reddy JK, Krishnakantha TP. Proliferação de peroxissomas hepáticos: indução por dois novos compostos estruturalmente não relacionados com o clofibrato. Science, 1975; 190 (4216): 787-789.

Relatório de um Comité de Investigação da Scottish Society of Physicians. Doença Isquémica do Coração: Um ensaio de prevenção secundária com Clofibrato. British Medical Journal, 1971; 4(5790): 775-784

RI Levy, D Blankenhorn, CE Davis, DJ Gordon, C Furberg, J Huttunen, RJ Levine, E Passamani, S Yusuf. Relatório da Conferência da AHA sobre o colesterol. Estudos de intervenção, Circulation, 1989; 80: 739-743

Ridker PM, Genest J, Boekholdt SM, Libby P, Gotto AM, Nordestgaard BG, et al. Colesterol HDL e risco residual de primeiros eventos cardiovasculares após tratamento com terapia com estatinas potentes: uma análise do ensaio JUPITER. Lancet, 2010; 376: 333-339.

Riess ML, Stowe DF, Warltier DC. Cardiac pharmacological preconditioning with volatile anesthetics: from bench to bedside? Am J Physiol Heart Circ Physiol, 2004; 286: H1603-H1607.

Robert B. Jennings Perspetiva histórica sobre a patologia da lesão de isquemia/reperfusão do miocárdio. Circulation Research, 2013; 113: 428-438.

Roberts BW, Mitchell J, Kilgannon JH, Chansky ME, Trzeciak S. Agentes doadores de óxido nítrico para o tratamento da lesão de isquemia/reperfusão em seres humanos: Uma revisão sistemática. Shock, 2013. (No prelo)

Robins SJ, Collins D, Wittes JT, Papademetriou V, Deedwania PC, Schaefer EJ, et al. Relação entre o tratamento com gemfibrozil e os níveis de lípidos e eventos coronários graves: VA-H IT: Um ensaio aleatório controlado. JAMA, 2001; 285(12):1585-1591.

Robinson JG, Smith B, Maheshwari N, Schrott H. Pleiotropic effects of statins: benefit beyond cholesterol reduction? Uma análise de meta-regressão. J Am Coll Cardiol, 2005; 46(10): 1855-1862.

Rodrigo R, Libuy M, Feliu F, Hasson D. Biomarcadores relacionados ao estresse oxidativo na hipertensão essencial e dano miocárdico por isquemia-reperfusão. Dis Markers, 2013; 35(6): 773-790.

Rohilla A, Singh G, Singh M, Bala kumar P. Possible involvement of PKC-delta in the abrogated cardioprotective potential of ischemic preconditioning in hyperhomocysteinemic rat hearts. Biomed Pharmacother 2010; 64(3): 195-202.

Rose M, Balakumar P, Singh M. Ameliorative effect of combination of fenofibrate and rosiglitazone in pressure overload-induced cardiac hypertrophy in rats. Pharmacology, 2007; 80: 177-184.

Roy A, Pahan K. Gemfibrozil, esticar os braços para além da redução dos lípidos. Immunopharmacol Immunotoxicol, 2009; 1(3): 339-351.

Rubins HB, Robins SJ, Collins D, Fye CL, Anderson JW, Elam MB, et al. Gemfibrozil for the secondary prevention of coronary heart disease in men with low levels of high-density lipoprotein cholesterol. N Engl J Med, 1999; 341(6): 410-418.

Sacks FM, Katan M. Randomized clinical trials on the effects of dietary fat and carbohydrate on plasma lipoproteins and cardiovascular disease (Ensaios clínicos aleatórios sobre os efeitos da gordura e dos hidratos de carbono na dieta sobre as lipoproteínas plasmáticas e as doenças cardiovasculares). Am J Med, 2002; 113: 13S-24S.

Saeed S, Mosa-Al-Reza H, Fatemeh AN, Saeideh D. Efeitos anti-hiperglicémicos e anti-hiperlipidémicos da goma de guar na diabetes induzida por estreptozotocina em ratos machos. Pharmacogn Mag, 2012; 8: 65-72.

Sahni S, Vaishnava P, Darrow B. Doença coronária nos idosos: identificação de doença estabelecida e subclínica com testes de esforço. Mt Sinai J Med, 2011; 78(4): 583-589.

Saku K, Gartside PS, Hynd BA, Kashyap ML. Mecanismo de ação do gemfibrozil no metabolismo das lipoproteínas. J Clin Invest, 1985; 75(5): 1702-1712.

Salehi E, Khazaei M. O fenofibrato, um recetor alfa ativado por proliferador de peroxissoma, melhora a densidade capilar do miocárdio em ratos diabéticos. J Pak Med Assoc, 2012; 62 (3-2): S9-S12.

Samant P, Badade Z.G., Rai S. Efeito da hiperuricemia nos níveis séricos de óxido nítrico em pacientes diabéticos com hiperlipidemia. Int J Biol Med Res, 2012; 3(1): 1338-1341.

Sarac I, Backhouse K, Shojaee-Moradie F, Stolinski M, Robertson MD, Bell JD, Thomas EL, Hovorka R, Wright J, Umpleby AM. Gender differences in VLDL1 and VLDL2 triglyceride kinetics and fatty acid kinetics in obese postmenopausal women and obese men. J Clin Endocrinol Metab, 2012; 97(7): 2475-2481.

Saurav A, Kaushik M, Mohiuddin SM. Ácido fenofíbrico para hiperlipidemia. Expert Opin Pharmacother, 2012; 13: 717-722.

Schoemaker RG, Van Heijuingan CL. Bradykinin mediates cardiac preconditioning at a distance. Circulation, 2000; 278: H1571- H1576.

Schulman D, Latchman DS, Yellon DM. Effect of aging on the ability of preconditioning to protect rat hearts from ischemia-reperfusion injury. Am J Physiol Heart Circ Physiol, 2001; 281: H1630- H1636.

Sedaghat A, Ahrens EH Jr. Ausência de efeito da colestiramina na farmacocinética do clofibrato no homem. Eur J Clin Invest, 1975; 5(2): 177-185.

Sehgal N, Kumawat KL, Basu A, Ravindranath V. O fenofibrato reduz a mortalidade e evita défices neurológicos em sobreviventes no modelo murino da infeção viral da encefalite japonesa. PLoS One, 2012; 7(4): e35427.

Sharma A, Singh M. Possible mechanism of cardioprotective effect of ischaemic preconditioning in isolated rat heart. Pharmacol Res, 2000; 41: 635-640.

Sharma M, Ganguly NK, Chaturvedi G, Thingnam SKS, Majumdar S, Suri RK. Release of pro-inflammatory mediators during myocardial ischemia/reperfusion in coronary artery bypass graft surgery (Libertação de mediadores pró-inflamatórios durante a isquemia/reperfusão do miocárdio na cirurgia de revascularização do miocárdio). Mol Cellu Biochem, 2003; 247: 23-30.

Shatara RK, Quest DW, Wilson TW. Fenofibrate lowers blood pressure in two genetic models of hypertension. Can J Physiol Pharmacol, 2000; 78: 367-371.

Shiota Y, Ikeda M, Hashimoto F, Hayashi H. Effects of peroxisome proliferators gemfibrozil and clofibrate on syntheses of dolichol and cholesterol in rat liver. J Biochem, 2003; 134(2): 197-202.

Shoulders C.C, Jones E.L., Naoumova R.P. Genetics of familial combined hyperlipidemia and risk of coronary heart disease. Human Molecular Genetics, 2004; 13(1): R149-R160.

Simpson IA, Lorimer AR, Walker ID, Davidson JF. Effect of ciprofibrate on platelet aggregation and fibrinolysis in patients with hypercholesterolaemia. Thromb Haemost, 1985; 54(2): 442-444.

Singh AP, Singh M, Balakumar P. Effect of mast cell stabilizers in hyperhomocysteinemia-induced cardiac hypertrophy in rats. J Cardiovasc Pharmacol, 2008; 51(6): 596-604.

Singh G, Khan MU, Khanam R. Papel protetor dos fibratos na isquemia/reperfusão cardíaca. J Adv Pharm Technol Res, 2012; 3(3): 188192.

Singh M, Sharma A. Mechanism of cardioprotective effect of remote aortic preconditioning. In: Dhalla NS, Angel RA e Pierce, GN (eds). Pathophysiology of cardiovascular diseases. Boston: Kluswer Academic Publishers; 2004, 275-285.

Siri-Tarino PW, Sun Q, Hu FB, Krauss RM. Gordura saturada, hidratos de carbono e doenças cardiovasculares. Am J Clin Nutr, 2010; 91: 502-509.

Smeets PJ, Teunissen BE, Willemsen PH, van Nieuwenhoven FA, Brouns AE, Janssen BJ, Cleutjens JP, Staels B, van der Vusse GJ, van Bilsen M. A hipertrofia cardíaca é aumentada em PPAR alfa em ratos em resposta à sobrecarga de pressão crónica. Cardiovasc Res, 2008; 78: 79-89.

Smelt AH. Triglicéridos e formação de cálculos biliares. Clin Chim Ata, 2010; 411(21-22): 1625-1631.

Springer TA. Traffic signals for lymphocyte recirculation and leukocyte emigration (sinais de trânsito para a recirculação de linfócitos e emigração de leucócitos): The multistep paradigm. Cell, 1994; 76: 301-314.

Squadrito F, Altavilla D, Squadrito G, Saitta A, Deodato B, Arlotta M, Minutoli L, Quartarone C, Ferlito M, Caputi AP. Tacrolimus limits polymorphonuclear leucocyte accumulation and protects against myocardial ischaemia-reperfusion injury. J. Mol. Cell. Cardiol, 2000; 32: 429-440.

Srivastava RA. Avaliação das actividades anti-ateroscleróticas dos agonistas PPAR-α, PPAR-γ e LXR em hamsters F(1)B susceptíveis à aterosclerose hiperlipidémica. Atherosclerosis, 2011; 214(1): 86-93.

Srivastava SC, Smith MJ, Dewar HA. The effect of atromid on fibrinolytic activity of patients with ischaemic heart disease and hypercholesterolaemia. J Atheroscler Res, 1963; 3: 640-647.

Staels B, Koenig W, Habib A, Merval R, Lebret M, Torra IP, Delerive P, Fadel A, Chinetti G, Fruchart JC, Najib J, Maclouf J, Tedgui A. A ativação das células do músculo liso da aorta humana é inibida por PPARalpha mas não por activadores PPARgamma. Nature, 1998; 393: 790-793.

Staels B, Maes M, Zambon A. Fibrates and future PPAR alpha agonists in the treatment of cardiovascular disease. Nat Clin Pract Cardiovasc Med, 2008; 5(9): 542-553.

Stamler J. Atherosclerotic coronary heart disease. O maior desafio para a saúde pública contemporânea e para a medicina preventiva. Conn Med, 1964; 28: 675-692.

Stone NJ, Levy RI. As hiperlipidemias e a doença arterial coronária. Dis Mon, 1972; 1-35.

Stone NJ. Causas secundárias de hiperlipidemia. Med Clin North Am, 1994; 78: 117-141.

Sundaram M, Yao Z. Recent progress in understanding protein and lipid factors affecting hepatic VLDL assembly and secretion (Progressos recentes na compreensão dos factores proteicos e lipídicos que afectam a montagem e a secreção de VLDL hepáticas). Nutr Metab, 2010; 7: 35.

Suzuki K, Murtuza B, Smolenski RT, Sammut IA, Suzuki N, Kaneda Y, Yacoub MS. Overexpression of interleukin-1receptor antagonist provides cardioprotection against ischemia-reperfusion injury associated with reduction in apoptosis. Circulation, 2001; 104: I308-I313.

Szilvassy Z, Csont T, Pali T, Droy-Lefaix MT, Ferdinandy P. Óxido nítrico, peroxinitrito e GMPc na hipertensão induzida por aterosclerose em coelhos: efeitos benéficos da cicletanina. J Vasc Res, 2001; 38: 39-46.

Tabassum H, Parvez S, Pasha ST, Banerjee BD, Raisuddin S. Efeito protetor do ácido lipóico contra o stress oxidativo induzido pelo metotrexato nas mitocôndrias do fígado. Food Chem Toxicol, 2010; 48(7): 19731979.

Tabernero A, Schoonjans K, Jesel L, Carpusca I, Auwerx J, Andriantsitohaina R. Activation of the peroxisome proliferator- activated recetor alpha protects against myocardial ischaemic injury and improves endothelial vasodilatation. BMC Pharmacol, 2002; 2: 1-10.

Takemoto M, Sun J, Hiroki J, Shimokawa H, Liao JK. Rho-kinase mediates hypoxia-induced downregulation of endothelial nitric oxide synthase. Circulation, 2002; 106: 57-62.

Taki J, Higuchi T, Kawashima A, Fukuoka M, Kayano D, Tait JF, Matsunari I, Nakajima K, Kinuyal S, Strauss, HW. Effect of postconditioning on myocardial 99mTc annexin-V uptake: Comparação com o pré-condicionamento isquémico e o tratamento com inibidores da caspase. J Nucl Med, 2007; 48: 1301-1307.

Talukder MA, Elnakish MT, Yang F, Nishijima Y, Alhaj MA, Velayutham M, Hassanain HH, Zweier JL. Cardiomyocyte-specific overexpression of an active form of Rac predisposes the heart to increased myocardial stunning and ischemia-reperfusion injury. Am J Physiol Heart Circ Physiol, 2013; 304(2): H294-H302.

Tamer G, Mert M, Tamer I, Mesci B, Kilic D, Arik S. Efeitos da autoimunidade da tiroide na obesidade abdominal e hiperlipidemia. Endokrynol Pol, 2011; 62: 421-428.

Tang XL, Stein AB, Shirk G, Bolli R. Hypercholesterolemia blunts NO donor-induced late preconditioning against myocardial infarction in conscious rabbits. Basic Res Cardiol, 2004; 99(6): 395-403.

Tang XL, Takano H, Xuan YT, Sato H, Kodani E, Dawn B, Zhu Y, Shirk G, Wu WJ, Bolli R. Hyperlipidemia abrogates late preconditioning via a tetrahydrobiopterin-dependent mechanisms in conscious rabbits. Circulation, 2005; 112: 2149-2156.

Teayoun Kim, Qinglin Yang. Os receptores activados por proliferadores de peroxissoma regulam a sinalização redox no sistema cardiovascular. World J Cardiol 2013 junho 26; 5(6): 164-174

Tenenbaum A, Medvedofsky D, Fisman EZ, Bubyr L, Matetzky S, Tanne D, Klempfner R, Shemesh J, Goldenberg I. Cardiovascular events in patients received combined fibrate/statin treatment versus statin monotherapy: Dados do Acute Coronary Syndrome Israeli Surveys. PLoS One, 2012; 7(4): e35298.

Tenenbaum A, Motro M, Fisman EZ. Coagonismo duplo e pan-peroxisome proliferator-activated receptors (PPAR): as lições do bezafibrato. Cardiovasc Diabetol, 2005; 4 (14): 1-15.

Teoh LK, Grant R, Hulf JA, Pugsley WB, Yellon DM. The effect of preconditioning [ischemic and pharmacological] on myocardial necrosis following coronary artery bypass graft surgery. Cardiovasc Res, 2002; 53: 175-180.

Terano T, Tanaka T, Tamura Y, Kitagawa M, Higashi H, Saito Y e Hirai A. O ácido eicosapentaenóico e o ácido docosahexaenóico inibem a proliferação de células musculares lisas vasculares através da inibição da fosforilação do complexo Cdk2-ciclinaE. Biochem Biophys Res Commun, 1999; 254: 502- 506.

Tian Q, Grzemski FA, Panagiotopoulos S, Ahokas JT. O agonista do recetor alfa ativado por proliferadores de peroxissoma, clofibrato, tem uma profunda influência na composição de ácidos gordos do miocárdio. Chem Biol Interact 2006; 160(3): 241-251.

Tong H, Chen W, Steenbergen C, Murphy E. Ischemic preconditioning activates phosphatidylinositol-3-kinase upstream of protein kinase C. Circ Res, 2000; 87: 309-315.

Tonini CL, Campagnaro BP, Louro LP, Pereira TM, Vasquez EC, Meyrelles SS. Efeitos do Envelhecimento e da Hipercolesterolemia no Estresse Oxidativo e no DNA Danos em Células Mononucleares da Medula Óssea em Camundongos Deficientes em Apolipoproteína E. Int J Mol Sci 2013; 14(2): 3325-3342.

Truett J, Cornfield J, Kannel W. A multivariate analysis of the risk of coronary heart disease in Framingham (Uma análise multivariada do risco de doença coronária em Framingham). J Chronic Dis, 1967; 20(7): 511-524.

Tsang A, Hausenloy DJ, Mocanu MM, Yellon DM. Postconditioning: A form of "modified reperfusion" protects the myocardium by activating the phosphatidylinositol 3-kinase-Akt pathway. Circ Res, 2004; 95: 230-232.

Ueda Y, Kitakaze M, Komamura K, Minamino T, Asanuma H, Sato H, Kuzuya T, Takeda H, Hori M. A pravastatina restaurou o efeito limitador do tamanho do enfarte do pré-condicionamento isquémico atenuado pela hiperlipidemia no modelo de coelho do enfarte do miocárdio. J Am Coll Cardiol, 1999; 34: 2120-2125.

Ungi I, Ungi T, Ruzsa Z, Nagy E, Zimmermann Z, Csont T, Ferdinandy P. Hyperlipidemia attenuates the anti-ischemic effect of preconditioning during coronary angioplasty. Chest, 2005; 128: 1623-1628.

Ungvari Z, Csiszar A, Edwards JG, Kaminski PM, Wolin MS, Kaley G, Koller A. Aumento da produção de superóxido nas artérias coronárias na hiperhomocisteinemia: Papel do fator de necrose tumoral-α, NAD(P)H oxidase, e óxido nítrico sintase induzível. Arterioscler Thromb Vasc Biol, 2003; 23: 418-424.

Usui M, Egashira K, Tomita H, Koyanagi M, Katoh M, Shimokawa H, Takeya M, Yoshimura T, Matsushima K e Takeshita A. Papel importante da atividade local da angiotensina II mediada pelo recetor de tipo 1 na patogénese das alterações inflamatórias cardiovasculares induzidas pelo bloqueio crónico da síntese de óxido nítrico em ratos. Circulation, 2000; 101: 305-310.

Vakkilainen J, Steiner G, Ansquer JC. Relationships between low-density lipoprotein particle size, plasma lipoproteins, and progression of coronary artery disease. Circulation. 2003; 107 (13): 1733-1737.

Varga ZV, Kupai K, Szucs G, Gaspar R, Paloczi J, Farago N, Zvara A, Puskas LG, Razga Z, Tiszlavicz L, Bencsik P, Gorbe A, Csonka C, Ferdinandy P, Csont T. A regulação positiva dependente de MicroRNA-25 da NADPH oxidase 4 (NOX4) medeia o stress oxidativo/nitrativo induzido pela hipercolesterolemia e a disfunção subsequente no coração. J Mol Cell Cardiol, 2013; 62: 111-121.

Vasily D, Antonenkov, Vladimir A Gusev, Leonid F. Panchenko. Effect of clofibrate treatment on glutathione content and the activity of the enzymes related to peroxide metabolism in rat liver and heart. Int J Biochem, 1987; 19: 187-192.

Venter H, Genade S, Mouton R, Huisamen B, Harper IS, Lochner A. Myocardial membrane cholesterol: effects of ischaemia. J Mol Cell Cardiol, 1991; 23: 1271-1286.

Verma S, Paul WM, Fedak RD, Weisel MD, Butany J, Rao V, Maitland A, Li RK, Dhillon B, Yau TM. Fundamentals of reperfusion injury for the clinical cardiologist (Fundamentos da lesão de reperfusão para o cardiologista clínico). Circulation, 2002; 105: 2332-2336.

Vigh L, Maresca B, Harwood JL. Does the membrane's physical state control the expression of heat shock and other genes? Trends Biochem Sci, 1998; 23: 369-374.

Vinten-Johansen J, Zhao ZQ. Long-term inhibition of myocardial infarction by postconditioning during reperfusion. Basic Res Cardiol, 2007; 102: 90-100.

Vu-Dac N, Gervois P, Jakel H, Nowak M, Bauge E, Dehondt H et al. A apolipoproteína A5, um determinante crucial dos níveis de triglicéridos plasmáticos, é altamente reactiva aos activadores do recetor alfa ativado por proliferadores de peroxissoma. J Biol Chem, 2003; 278(20): 1798217985.

Walker AE, Kaplon RE, Lucking SM, Russell-Nowlan MJ, Eckel RH, Seals DR. O fenofibrato melhora a função endotelial vascular, reduzindo o stress oxidativo e aumentando a óxido nítrico sintase endotelial em idosos normolipidémicos saudáveis. Hypertension, 2012; 60(6): 1517-1523.

Wang G, He L, Liu J, Yu J, Feng X, Li F, Hao Y, Mao J, Hong T, Chen AF, Wang X. A reserva de velocidade de fluxo coronário é melhorada pelo agonista PPAR-α fenofibrato em pacientes com hipertrigliceridemia. Cardiovasc Ther, 2013; 31(3): 161-167.

Wang HD, Pagano PJ, Du Y, Cayatte AJ, Quinn MT, Brecher P, Cohen RA. O anião superóxido da adventícia da aorta tórica do rato inativa o óxido nítrico. Circ Res, 1998; 82: 810-818.

Wang M, Tsai BM, Crisostomo PR, Meldrum DR. Resistência à sinalização do recetor 1 do fator de necrose tumoral no miocárdio feminino durante a isquemia. Circulation, 2006; 114: I282-I289.

Wang M, Tsai BM, Turrentine MW, Mahomed Y, Brown JW, Meldrum DR. A proteína quinase activada por mitogénio p38 medeia tanto a sinalização da morte como a depressão funcional no coração. Ann Thorac Surg, 2005; 80: 2235-2241.

Wang YP, Maeta H, Mizoguchi K, Suzuki T, Yamashita Y, Oe M. Intestinal ischemia preconditions myocardium: role of protein kinase C and mitochondrial KATP channel. Cardiovasc Res, 2002; 55: 576-582.

Wayman NS, Hattori Y, McDonald MC, Mota-Filipe H, Cuzzocrea S, Pisano B, Chatterjee PK, Thiemermann C. Ligandos dos receptores activados por proliferadores de peroxissoma (PPAR-gama e PPAR-alfa) reduzem o tamanho do enfarte do miocárdio. FASEB J, 2002; 16(9): 1027-1040.

Weinbrenner C, Nelles M, Herzog N, Sarvary L, Strasser RH. Remote preconditioning by intrarenal oclusion of the aorta protects the heart from infarction: A newly identified non-neuronal but PKC- dependent pathway. Cardiovasc Res, 2002; 55: 590-601.

Weiss SJ. Tissue destruction by neutrophils (Destruição de tecidos por neutrófilos). New Engl J Med, 1989; 320: 365-376.

Werner M, Gabrielson DG, Eastman J. Ultramicro determination of serum triglycerides by bioluminescent assay. Clin Chem, 1981; 27(2): 268-271.

Westlund K, Nicolaysen R. Serum cholesterol and risk of mortality and morbidity: A 3-year follow-up of 6,886 men. Scand J Clin Lab Invest Suppl, 1966; 87: 1-19.

Wong TY, Simo R, Mitchell P. Fenofibrato, um potencial tratamento sistémico para a retinopatia diabética? Am J Ophthalmol, 2012; 154(1): 6-12.

Wysocki J, Belowski D, Kalina M, Kochanski L, Okopien B, Kalina Z. Efeitos do fenofibrato micronizado na resistência à insulina em pacientes com síndrome metabólica. Int J Clin Pharmacol Ther, 2004; 42: 212-217.

Yadav HN, Singh M, Sharma PL. Modulation of the cardioprotective effect of ischemic preconditioning in hyperlipidaemic rat heart. Eur J Pharmacol, 2010; 643(1): 78-83.

Yadav HN, Singh M, Sharma PL. A inibição farmacológica da GSK-3β produz a fase tardia da cardioprotecção no rato hiperlipidémico: possível envolvimento da HSP 72. Mol Cell Biochem, 2012; 369(12): 227-233.

Yakubu MA, Nsaif RH, Oyekan AO. Regulação da expressão do recetor alfa do ativador do proliferador do peroxissoma endotelial cerebrovascular e da produção de óxido nítrico pelo clofibrato. Bratisl Lek Listy, 2010; 111(5): 258-264.

Yan J, Gong Y, Wang G, Gong Y, Burczynski FJ. Regulação da expressão da proteína de ligação aos ácidos gordos hepáticos por clofibrato em células de hepatoma. Biochem Cell Biol, 2010; 88(6): 957-967.

Yang BX, Li Y, Liao R, Tian Q. [Efeito do clofibrato na acumulação de triglicéridos no miocárdio em ratos Zucker obesos do sexo feminino]. Sichuan Da Xue Xue Bao Yi Xue Ban, 2008; 39(6): 962-964.

Yang TL, Chen MF, Luo BL, Yu J, Jiang JL, Li YJ. Efeito do fenofibrato na disfunção endotelial induzida por LDL em ratos. Naunyn Schmiedebergs Arch Pharmacol, 2004; 370: 79-83.

Yeh CH, Chen TP, Lee CH, Wu YC, Lin YM, Lin PJ. A apoptose cardiomiocítica após isquemia cardíaca global e reperfusão pode ser atenuada por activadores do recetor alfa ativado por proliferador de peroxissoma, mas não por activadores gama. Shock, 2006; 26(3): 262-270.

Yellon DM Hausenloy DJ. Realizar o potencial clínico do pré-condicionamento e pós-condicionamento isquémico. Nature, 2005; 2: 568-575.

Yellon DM, Baxter GF. Uma "segunda janela de proteção" ou fenómeno de pré-condicionamento retardado: horizontes futuros para a proteção do miocárdio? J Mol Cell Cardiol, 1995; 27: 1023-1034.

Yellon DM, Downey JM. Preconditioning the myocardium: From cellular physiology to clinical cardiology. Physipuskasol Rev, 2003; 83: 1113-1151.

Yuan G, Al-Shali KZ, Hegele RA. Hipertrigliceridemia: sua etiologia, efeitos e tratamento. CMAJ, 2007; 76(8): 1113-1120.

Yuan J, Wu J, Han ZG. O fenofibrato melhora o metabolismo energético e atenua a lesão isquémica aguda do miocárdio induzida pelo isoproterenol em ratos através da ativação do PPAR alfa. Zhonghua Xin Xue Guan Bing Za Zhi, 2008; 36: 847-850.

Zambon A, Cusi K. O papel do fenofibrato na prática clínica. Diab Vasc Dis Res, 2007; 4: S15-S20.

Zambon A, Gervois P, Pauletto P, Fruchart JC, Staels B. Modulação de marcadores de risco inflamatório hepático de doenças cardiovasculares por activadores PPAR-alfa: evidência clínica e experimental. Arterioscler Thromb Vasc Biol, 2006; 26(5): 977-986.

Zhang C, Xu X, Potter BJ, Wang W, Kuo L, Michael L, Bagby GJ, Chilian WM. O TNF-α contribui para a disfunção endotelial na lesão de isquemia/reperfusão. Arterioscler. Thromb Vasc Biol, 2006; 26: 475-480.

Zhang FJ, Ma LL, Wang WN, Qian LB, Yang MJ, Yu J, Chen G, Yu LN, Yan M. A hipercolesterolemia anula o pré-condicionamento retardado induzido pelo sevoflurano contra o enfarte do miocárdio em ratos por alteração da sinalização da óxido nítrico sintase. Choque, 2012; 37(5): 485-491.

Zhao ZQ, Corvera JS, Halkos ME, Kerendi F, Corvera ME, Kerendi F, Wang NP, Guyton RA, Vinten-Johansen J. Inibição da lesão do miocárdio pelo pós-condicionamento isquémico durante a reperfusão: Comparação com o pré-condicionamento isquémico. Am J Physiol Heart Circ Physiol, 2003; 285: H579-H588.

Zhou JY, Zhou SW, Zhang KB, Tang JL, Guang LX, Ying Y, Xu Y, Zhang L, Li DD. Efeitos crónicos da berberina no sangue, no metabolismo dos glucolípidos do fígado e no fígado Expressão de PPARs em ratos hiperlipidémicos diabéticos. Biol Pharm Bull, 2008; 31(6): 1169-1176.

Zoppo DGJ, Schmid-Schonbein GW, Mori E, Copeland BR, Chang CM. Polymorphonuclear leukocytes oclude capillaries following middle cerebral artery oclusion and reperfusion in baboons. Stroke, 1991; 22: 1276-12783.

Zulet MA, Barber A, Garcin H, Higueret P, Martinez JA. Alterações no metabolismo dos hidratos de carbono e dos lípidos induzidas por uma dieta rica em óleo de coco e colesterol num modelo de rato. J AM Coll, 1999; 18(1): 36-42.

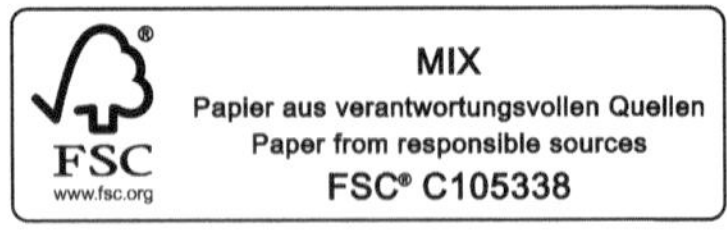

Printed by Books on Demand GmbH, Norderstedt / Germany